DeRose

Método de
Boa Alimentação

Com receitas

Sem soja, sem tofu, sem mascavo, sem salada, sem ricota, sem folclores. Um estudo ponderado que esclarece o que é o vegetarianismo e põe por terra uma sucessão de desatinos.

Selo editorial
Egrégora

www.DeRoseMethod.org

Senhor Livreiro,

Sei o quanto o seu trabalho é importante e que esta é a sua especialidade. Por isso, gostaria de fazer um pedido fundamentado na minha especialidade: este livro não é sobre autoajuda, nem terapias e, muito menos, esoterismo. Não tem nada a ver com Educação Física nem com esportes.

Assim, agradeço se esta obra puder ser catalogada como **Alimentação, Culinária, Gastronomia**.

Grato,

O Autor

As páginas deste livro foram impressas em papel 100% reciclado. Embora seja mais caro que o papel comum, consideramos um esforço válido para destruir menos árvores e preservar o meio ambiente. Contamos com o seu apoio.

PERMISSÃO DO AUTOR PARA A TRANSCRIÇÃO E CITAÇÃO

Resguardados os direitos da editora, o autor concede permissão de uso e transcrição de trechos desta obra, desde que seja obtida autorização por escrito e a fonte seja citada. A DeRose Editora se reserva o direito de não permitir que nenhuma parte desta obra seja reproduzida, copiada, transcrita ou mesmo transmitida por meios eletrônicos ou gravações sem a devida permissão, por escrito, da referida editora. Os infratores serão punidos de acordo com a Lei nº 9.610/98.

Impresso no Brasil/*Printed in Brazil*

COMENDADOR DeROSE

Professor Doutor *Honoris Causa* pelo Complexo de Ensino Superior de Santa Catarina
Comendador pela Secretaria de Educação do Estado de São Paulo, Núcleo MMDC Caetano de Campos
Comendador pela Ordem do Mérito Farmacêutico Militar, do Exército Brasileiro
Comendador pela The Military and Hospitaller Order of Saint Lazarus of Jerusalem
Grã-Cruz Heróis do Fogo, do Corpo de Bombeiros do Estado de São Paulo
Grão-Mestre Honorário da Ordem do Mérito das Índias Orientais, de Portugal
Chanceler da Sociedade Brasileira de Heráldica e Humanística
Membro do CONSEG – Conselho de Segurança dos Jardins e da Paulista
Membro da ADESG – Associação dos Diplomados da Escola Superior de Guerra
Laureado pelo Governo do Estado de São Paulo, OAB, Justiça Militar da União,
Polícia Militar, Polícia Técnico-Científica, Exército Brasileiro, Defesa Civil, ABFIP ONU etc.

MÉTODO DE
BOA ALIMENTAÇÃO

UMA PROPOSTA DELICIOSA QUE É POLITICAMENTE CORRETA E AINDA EMAGRECE

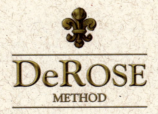

Vídeos na Fan Page – https://www.facebook.com/professorderose
youtube.com/metododerose
https://www.instagram.com/professorderose

Al. Jaú, 2000 – São Paulo SP – tel. (+55 11) 3081-9821

Paris – London – New York – Roma – Madrid – Barcelona – Buenos Aires – Lisboa – Porto – Rio – São Paulo

MÉTODO DE BOA ALIMENTAÇÃO

© Copyright 1995: L. S. A. DeRose (todos os direitos reservados)

Projeto editorial, digitação, diagramação, ilustração e paginação em Word: DeRose

Capa: Patricia Gomiero
Revisão desta edição: Engenheira de Alimentos Fernanda Neis
Revisão de português: Adriana Bairrada e Renato Aceto
Book designer: DeRose
Edição dos links para vídeos complementares: Daniel Cambria e Carla Aguiar
Produção gráfica: DeRose Editora
Realização gráfica: Office
Gráfica que imprimiu: Rettec Artes Gráficas
5ª. edição em papel: 2019

A Editora não responde pelos conceitos emitidos pelo autor.

Impressão diretamente de arquivo em Word.
Digitado, paginado, ilustrado, diagramado pelo autor totalmente em Word.

Pedidos deste livreto podem ser feitos para:
DeRose Editora – Alameda Jaú, 2000 – CEP 01420-002, São Paulo, SP – Brasil
Ou para egregorabooks.com

Dados Internacionais de Catalogação na Publicação

D278m   De Rose, 1944-
         Método de boa alimentação : uma proposta deliciosa que é politicamente
         correta e ainda emagrece / Comendador DeRose. – 5 . ed. – São Paulo :
         Egrégora, 2019.
         159 p. : il. color.

         Título da capa: Método de boa alimentação : com receitas : sem soja, sem
         tofu, sem mascavo, sem salada, sem ricota, sem folclores : um estudo
         ponderado que esclarece o que é o vegetarianismo e põe por terra uma
         sucessão de desatinos.
         ISBN: 978-85-62617-55-3

         1. Hábitos alimentares. 2. Vegetarianismo. 3. Culinária vegetariana.
         4. Aconselhamento em nutrição. 5. Gastronomia. 6. DeRose, Método. I. Título.

         CDD (23. ed.): 641.013

Maria Emília Pecktor de Oliveira
Bibliotecária – CRB-9/1510

Por que este livro foi impresso em papel reciclado

Quando penso nos milhares de livros, jornais e revistas que são impressos todos os dias, muitos dos quais não têm a menor relevância e que vão para o lixo comum sem sequer poderem ser reaproveitados, não posso deixar de imaginar a quantidade de árvores abatidas inutilmente.

Qualquer pessoa com um mínimo de consciência ambiental preocupa-se com a destruição das florestas para a produção de papel (ainda que elas tenham sido plantadas para esse fim). Mas não são só as árvores. Na produção industrial do papel, consome-se água, poluem-se os rios, suja-se o ar, gasta-se energia e contribui-se para o aquecimento global. O próprio solo, do qual são retiradas as árvores, deixa de receber de volta os elementos nutritivos que foram extraídos dele para o crescimento da madeira, agora retirada do seu local de origem e levada aos milhões de toneladas para as indústrias.

Reciclar é preciso. Trata-se de um indício seguro de civilidade e constitui a única saída para um planeta superpovoado, poluído e padecendo de uma crescente escassez de recursos naturais.

Por isso mesmo, deixa-nos perplexos que não tenham utilizado até agora o papel reciclado para a edição de livros. E não o utilizam porque no presente momento em que publicamos esta obra o reciclado é mais caro do que o papel comum.

Não importa se o custo de edição vai me sair mais caro. Meus leitores fazem parte de uma tribo engajada, responsável, com a consciência de que vale a pena um pequeno esforço de cada um em prol da proteção ambiental, em benefício de todos.

Temos a certeza de que outros autores e editoras seguirão o nosso exemplo e logo passarão a imprimir suas obras com papel reciclado, poupando milhares de árvores.

SUMÁRIO

Evite o rótulo de vegetariano 11
Como me tornei não carnívoro 19
O nosso sistema alimentar 23
Carnivorismo 25
Carniceirismo 27
Omnivorismo 29
Cerealismo 32
Vegetarianismo 34
Naturismo 35
Frugivorismo 36
Qual é o melhor sistema alimentar para o DeRose Method 37
Subsídios da bíblia aos que precisam de um incentivo de caráter religioso ... 40
Alimentação com carnes polui mais que todos os veículos do mundo ... 41
O que é que vegetariano come? 43
Um animal carnívoro pode vir a ser vegetariano? 47
Comida ruim não é vegetarianismo: é desinformação. 53
Alguns princípios da alimentação inteligente 63
Sugestões de pratos sem carnes 67
Receitas 69
Receitas do autor 70
Sopa de pedra 70
Sopa de condimentos 71
Molho de taratur (à base de tahine) 72
Pashupatê 73
Strogonoff DeRose 74
Brócoli afrodisíaco 75
Farofa de pirlimpimpim 76
Batatas fritas sequinhas 77
Milk shaktí 77
Ice clean, o sorvete natural, instantâneo e caseiro 77
Chai 78
Receitas enviadas pelos leitores 81
Histórico e trajetória do autor 119
Um abismo entre vaidade e contingência 152
All over the world 153

Gabinete do Governador
do Estado de São Paulo

São Paulo, outubro de 2015.

Comendador DeRose

Ao desmistificar o vegetarianismo e propor a observância de princípios inteligentes para a adoção de um regime alimentar mais saudável e equilibrado, seu livro "Método da Boa Alimentação" tem o grande mérito de mostrar que é possível alcançar um padrão nutricional satisfatório sem apelo a fanatismos ou excentricidades. Incentivar a reeducação alimentar é receita útil para uma vida sadia, pois, como afirmava Hipócrates, o alimento é a melhor medicina.

Parabéns por mais essa instrutiva contribuição à melhoria da qualidade de vida das pessoas! Ela vem se somar às tantas outras virtudes do aclamado Método DeRose.

Geraldo Alckmin

Evite o rótulo de vegetariano

Vegetariano, do latim vegetus *(pronuncie "végetus") que significa vivo, vigoroso, forte.*

Jamais se declare vegetariano, num hotel, restaurante, companhia aérea ou na casa da sua tia-avó. É que todos eles têm a mesma vivacidade e vão responder:

– Eu gostaria de lhe preparar uma comida decente, mas já que você não come nada vou lhe servir uma saladinha de grama.

E, por mais que você tente explicar que vegetariano não é isso o que a esvoaçante fantasia do interlocutor imagina, sua probabilidade de sucesso é nula. Na caixa-preta dele já está selado, carimbado e homologado que vegetariano só come salada e ponto final.

Vídeo: derose.co/alimentacao1a

Não peça comida vegetariana em Cias. Aéreas

Durante mais de vinte anos enviei cartas e fiz visitas de esclarecimento à comissaria e aos nutricionistas de uma conhecida companhia aérea, mas nada os demoveu da sábia decisão de que conhecem melhor o vegetarianismo do que os próprios vegetarianos. E tome discriminação. Os mal-entendidos já começam ao fazer a reserva. Basta solicitar alimentação **lacto-vegetariana**, cujo código é VLML, para que o solícito funcionário do outro lado da linha registre alegremente:

– Ah! Vegetariano? Perfeitamente, senhor.

Só que a alimentação **vegetariana**, para as companhias aéreas, tem outro código, VGML, que designa um sistema bem diferente e absurdamente intragável, que só existe na cabeça dos nutricionistas dos *caterings*. Fico a pensar se VGML é a sigla para *VegMeal* ou se significa: **V**ocê **G**osta **M**esmo dessa **L**avagem?

E se o passageiro sabe mais do que o atendente e adverte-o para que use o código certo, VLML, invariavelmente é deixado na linha esperando enquanto ocorre uma conferência nos bastidores. Às vezes, o som vaza e pode-se escutar:

– Diz *prá* ele que esse código não existe. Não é vegetariano? Então é VGML.

Certa vez, numa viagem internacional, minha mesinha já estava posta quando tive a infeliz ideia de informar a comissária de bordo que o pedido de alimentação vegetariana era meu. Ato contínuo ela retirou da minha mesa o queijo, a manteiga, a maionese, o pão, o biscoito, o chocolate, a sobremesa e tirou até o sal e a pimenta. No lugar, colocou uma lavagem de legumes cozidos à moda de isopor.

Por que a gentil senhorita fez isso com este simpático cavalheiro? Será que ela pensa que queijo é carne? Que manteiga, maionese, chocolate são algum tipo perigosíssimo de carne de vaca louca camuflada?

O pior nas viagens aéreas é que se você pedir alimentação VGML ou VLML, o pessoal do *catering* tira a sua sobremesa como que a puni-lo por ter-lhes dado trabalho. É como se estivessem a ralhar com o passageiro:

– Menino mau. Já que não come a sua carne, vai ficar sem sobremesa.

E você é obrigado a comer legumes cozidos sem tempero ou salada fria com uma uva de sobremesa, enquanto assiste ao vizinho de poltrona refastelando-se com um prato quentinho de strogonoff, suflé, parmegiana, milanesa, tudo arrumado com capricho, mais um apetitoso pudim e ainda tem que ouvi-lo comentar:

– Essa comida de bordo é uma porcaria...

NÃO UTILIZE OPÇÕES VEGETARIANAS NOS RESTAURANTES

Pensa que a discriminação é só no ar? Em terra firme, é pior. Se num restaurante você se declarar vegetariano e consultar o *maître* sobre o que ele sugere, o esforçado profissional poderá lhe dar duas respostas. A mais frequente é:

– O senhor é vegetariano? Nesse caso podemos lhe oferecer frango, peixe... E a lagosta está ótima.

Inútil tentar fazê-lo entender que vegetariano não come carne de frango, nem carne de peixe, nem carne de crustáceo. Ele fará uma cara de ervilha encefálica e lhe oferecerá bacon. O leitor pensa que estou gracejando? Então faça a experiência. Entre no próximo restaurante e use a palavra mágica **vegetariano**. Garanto que à saída fará uma generosa doação para o Serviço de Proteção ao Vegetariano Incompreendido.

A outra resposta que o *maître* poderá lhe dar é a de que não tem nada para vegetarianos. Então você lhe contrapõe:

– Tem batata frita? Tem couve-flor? Tem queijo? Tem farofa? Tem palmito? Tem espaguete? Tem champignon? Tem pizza? Se tem tudo isso e muito mais, por que o senhor declara que não tem nada para vegetarianos?

Aí, ele lhe serve uma sopa de cebola com caldo de carne.

Vamos, portanto, tentar esclarecer alguns equívocos consagrados pela opinião pública leiga sobre a alimentação vegetariana, incluídos aqui os nutricionistas, especialmente os das companhias aéreas e os *chefs de cuisine* de restaurantes e hotéis – e, certamente, as tias-avós de todos nós.

1. Vegetariano é aquele que não come carnes. Nem vermelhas, nem brancas, nem azuis, nem furta-cor. Carne alguma. E é só isso.

O vegetarianismo divide-se em três grupos:

a) vegetarianismo propriamente dito (também chamado lacto-ovo-vegetarianismo), que consiste em alimentar-se com absolutamente tudo o que é usado na alimentação comum, menos as carnes de qualquer espécie;

b) vegetalianismo (também denominado lacto-vegetarianismo), que consiste no mesmo que a modalidade anterior, menos os ovos;

c) Vegetarismo (também chamado vegetarianismo puro ou veganismo), que não aceita as carnes, nem os ovos, nem os laticínios.

O sistema mais comum no Ocidente é o primeiro. Quando alguém se declara vegetariano, em noventa por cento dos casos, está querendo dizer que apenas não ingere carnes, de espécie alguma. Quem alardeia que é vegetariano, mas come peixe ou frango não está sendo honesto.

2. Vegetariano não come salada. Só se estiver a fim.

Um absurdo é supor que só pelo fato de uma pessoa não querer comer carnes de bichos mortos tenha, por isso, que se abster de todos os demais pratos de forno e fogão, tais como empadões, suflés, pizzas, massas em geral, panachés, rissolis, gratinados, dorés, empanados, milanesas, strogonoffs, fondues, farofas, molhos de tomate, acebolados, golf, rosé, maioneses e as 15.000 variedades de legumes, cereais, hortaliças, frutos, raízes, ovos, leite, queijos, iogurtes... *mais toda aquela gama maravilhosa de especiarias*, tais como orégano, cominho, coentro, noz-moscada, tomilho, açafrão, gengibre, cardamomo, páprica, louro, salsa, cravo, canela, manjericão, manjerona, chili, curry, masala e uma infinidade de outras.

O vegetariano é um gourmet sofisticado e exigente que não faz questão apenas de saúde e higiene alimentar, mas também de prazer, como qualquer outro ser humano. Se não quer cometer uma indelicadeza, não lhe ofereça *"uma saladinha"*. Ele vai morrer de pena de você e talvez chegue até a aceitar, só por educação.

3. Vegetariano não come soja.

Só adota compulsivamente a soja o falso vegetariano, aquele vegetariano de boutique, quero dizer, de restaurante. Vegetariano de verdade, experimentado e informado, não usa soja porque isso é uma mera bobagem. A não ser que essa leguminosa entre na composição de algum produto como kibe vegetal etc. Soja é ruim, indigesta, desnecessária e contém um excesso de proteína. Contudo, seu maior defeito é constituir um estereótipo. E dos mais falsos!

4. Vegetariano não come só produtos integrais.

Claro que não come só produtos integrais! Ou será que os refinados deixam de ser vegetais e passam a ser algum tipo de carne?

5. "Para o doutor aqui sirva o chá sem açúcar que ele é vegetariano."

Por que sem açúcar? Por acaso açúcar é carne? Vegetariano não come é carne. Açúcar é vegetal. Não temos nada contra o açúcar. Procuramos apenas evitar exageros no uso de alimentos empobrecidos pelo refino. Portanto, solicitamos às companhias aéreas que parem com a mania de suprimir a sobremesa, o chocolate, e até o queijo, a manteiga e os biscoitos (que absurdo!) de quem só disse que não queria comer carnes.

6. "Vegetariano não toma refrigerante."

Não estamos discutindo aqui se refrigerante é saudável ou não. Estamos denunciando o absurdo da colocação: *"Quem se propõe a não comer carne não pode tomar refrigerante."* Se você concorda com essa lógica transversal, cuidado para não ser reprovado em testes psicotécnicos!

7. Tofu, missô e shoyu.

Isso não faz parte da culinária vegetariana, e sim da macrobiótica. São elementos procedentes da cozinha japonesa, logo devem ser usados em pratos japoneses. Ou macrobióticos, já que essa corrente criada por Oshawa é declaradamente nipocêntrica. Colocar algas, shoyu, missô, tofu e outros produtos macrôs em receitas que tenham a intenção de ser apenas vegetarianas é uma gafe comparável à que cometem os estrangeiros que vêm ao Brasil falando espanhol!

8. A suposta falta de proteínas!

E, seja lá quem for ou que títulos exiba, se alguém se atrever a declarar que a alimentação vegetariana não fornece todos os aminoácidos essenciais, conteste com a indignação dos justos. Diga: *"Estou convencido de que você não sabe o que é o vegetarianismo..."*. Afinal, um sistema alimentar que reúna todos os legumes, frutas, verduras, cereais e raízes, mais leite, queijo, coalhada e ovos, não pode ser considerado carente.

Este autor que vos escreve parou de comer carnes aos dezesseis anos de idade. Depois disso, serviu o Exército na tropa; ao longo da vida praticou Judô, Karatê, Áikidô; começou a fazer Ginástica Olímpica depois dos cinquenta! Já passou dos setenta com mais saúde e energia do que muita gente com a metade da sua idade.

Aliás, recordo-me com grata alegria de um médico de Lisboa que clinicava aos 103 anos de idade! Era vegetariano. Lembro-me, ainda, do folclórico maratonista gaúcho septuagenário que todos os anos comemorava seu aniversário correndo 24 horas seguidas com uma faixa no peito onde se lia uma única e significativa palavra: "VEGETARIANO".

Vegetarianos foram também: Tesla, Edison, Newton, Darwin, Einstein, Da Vinci, Kafka, Schopenhauer, Rousseau, Kant, Bernard Shaw, Voltaire, Thoreau, Flaubert, Abraham Lincoln, Benjamin Franklin, Mark Twain, Leon Tolstói, Pitágoras, Sócrates, Ovídio, Platão, Isadora Duncan e tantos outros que a história não registrou.

E mais recentemente: Brad Pitt, Brigitte Bardot, Brooke Shields, Claudia Schiffer, Candice Bergen, Julie Christie, Willem Dafoe, Jamie Lee Curtis, Diane Keaton, Daryl Hannah, Dyan Cannon, Jane Goodall, John Cleese, Dustin Hoffman, Kim Basinger, Faye Dunaway, Melanie Griffith, Nastassja Kinski, Natalie Portman, Olivia Newton John, Orlando Bloom, Peter Sellers, Pierce Brosnan, Prince, Mireille Darc, Martina Navratilova, Richard Gere, Sting, Madonna, Yoko Ono, John Lennon, Paul McCartney, Ringo Starr, Rita Lee, Robert Redford, Rodrigo Santoro, Samantha Eggar, Samuel L. Jackson, Ellen Degeneres, Michael Jackson, Mike Tyson, Steve Jobs, Éder Jofre e muitos outros nomes famosos.

Não nos esqueçamos de que os maiores e mais fortes mamíferos terrestres são todos vegetarianos: o elefante, o rinoceronte, o búfalo, o bisonte e o nosso parente, o poderoso gorila.

Aliás, quando alguém vier com o argumento de que somos carnívoros porque temos dentes caninos, pergunte-lhe se ele já viu os caninos dos gorilas, esses enormes vegetarianos radicais, que só comem folhas, frutas e caules.

Portanto, para minimizar os constrangimentos com pessoas desinformadas ou preconceituosas, evite declarar-se vegetariano. Tente *"não carnívoro"*.

Quando estava revisando este livro para uma nova edição, tive a satisfação de ler o livro *Alimentação para um novo mundo*, do meu amigo Dr. Marcio Bontempo. Embora enfoquemos aspectos diferentes – ele, como médico, disserta sob a ótica da saúde, enquanto eu, que não trabalho com terapia, prefiro o ângulo da boa culinária – considero que seu livro contribui com uma enorme quantidade de argumentos científicos indiscutíveis a favor do vegetarianismo. Foi do seu livro que extraí as informações da próxima página.

ATLETAS VEGETARIANOS E SEUS RECORDES:

Dave Scott	Único homem a vencer seis vezes o *Iron man*.
Sixto Linares	Vencedor de 24 triatlons completos (nado, ciclismo e corrida).
Edwin Moses	Corredor dos 400 metros rasos, oito vezes campeão mundial.
Stan Price	Recordista mundial de corrida de longa distância.
Robert Sweetgall	Recordista mundial de longa distância.
Paavo Nurmi	Vinte recordes mundiais de corrida de distância, nove medalhas olímpicas.
Bill Pickering	Recorde mundial de natação. Atravessou o Canal da Mancha.
Murray Rose	Recorde mundial de nado livre, 400 e 1500 metros.
Andreas Cahling	Vencedor do campeonato mundial de fisiculturismo.
Roy Hilligan	Vencedor do campeonato *Mr. America* de fisiculturismo.
Pierro Verot	Recorde mundial de *cross country* em bicicleta.
Estelle Gray	Recorde mundial de *cross country* em bicicleta.
Cheryl Marek	Recorde mundial de *cross country* em bicicleta.
James DeDonato	Recorde mundial de natação estilo borboleta.
Jonathan DeDonato	Recorde mundial de natação estilo borboleta.
Ridgely Abele	Vencedor de oito campeonatos nacionais de Karatê, incluindo os campeonatos da Associação Mundial de Karatê.
Família Gracie	Os melhores lutadores de Jiu-Jitsu e Ultimate Fighting. Quando um Gracie entra no dojô internacional, já se sabe que vai elevar a autoestima dos brasileiros.
Éder Jofre	Várias vezes campeão mundial de boxe.

O Clube dos Ciclistas Vegetarianos da Inglaterra tem conquistado mais de 40% dos recordes nacionais de ciclismo. Por toda a Europa, ciclistas vegetarianos têm conseguido maior número de vitórias do que aqueles que comem carnes.

O grande nadador vegetariano **Murray Rose** foi o mais jovem conquistador de três medalhas de ouro nos Jogos Olímpicos.

Bill Walton, um astro do basquete, ficou famoso por seu desempenho enérgico e ofensivo. Os resultados de sua experiência pessoal estimularam outros a seguir o sistema vegetariano.

Como me tornei não carnívoro[1]

Até meus quinze anos de idade eu só comia carne. Era uma luta para minha mãe me convencer a provar legumes e outras iguarias. Eu só comia carne e estava acabado. Ainda por cima, fazia questão de que a carne fosse malpassada e viesse sangrando! (Sim, todos temos um passado, digamos... comprometedor.)

Por essa época eu tinha um amigo chamado Wladimir, que não comia carne. Quando ele ia almoçar na nossa casa, eu explicava à minha mãe:

– Mãe, o Wlad não come carne.

– Por quê? – me perguntava ela.

– Sei lá. Maluquice dele.

Sempre achei meio doideira do meu amigo não se alimentar direito, como qualquer pessoa normal. No entanto, um dia tivemos uma disputa, dessas de adolescente, e partimos para a briga. A essa altura eu já estava – aparentemente – muito mais forte que ele. Tinha desenvolvido físico atlético, começara a praticar lutas. E, apesar disso, quando Wlad me segurava num estrangulamento ou outro golpe era de uma força descomunal. Aquilo mexeu comigo. De onde meu amigo tirava tanto vigor? Guardei a experiência no meu arquivo de memórias e segui em frente.

Quando tinha dezesseis anos de idade, li em um dos muitos livros que eu debulhava incessantemente que quem buscasse a evolução interior não deveria comer as carnes de animais mortos. Que uma pessoa inteligente deve procurar ter uma alimentação mais seletiva. Que, evitando as carnes de todos os tipos e cores, nosso corpo fica mais saudável e purificado, proporcionando condições para uma evolução interior muito mais rápida e

---

[1] Estou ciente de que o termo "não carnívoro" não é academicamente correto, mas é melhor do que usar o péssimo rótulo de vegetariano, que só induz à barafunda nas tentativas de diálogo com as pessoas *comuns*.

efetiva. Não titubeei. Lembrei-me da força do Wladimir e decidi parar de comer carnes.

No entanto, era o mês de junho de 1960. Estava ocorrendo na minha rua uma festa junina que reunia a garotada de todas as casas e um dos prazeres dessas festas eram as comidinhas. E tudo grátis! Havia uma barraquinha de mini *hot-dogs*. Como despedida tracei quinze! Passados mais de cinquenta anos, não me lembro se havia sido só o pão com o molho ou se foi com salsicha e tudo. O fato é que essa teria sido a última vez. Dali para frente, decidi que iria viver sem devorar carnes mortas. Minha mãe entrou em pânico:

– Você vai ficar fraco. Vai ficar doente!

Mas eu não arredava pé da decisão. Então mamãe chamou o médico da família para uma consulta domiciliar, como era costume naquela época. O Doutor Rocha Freire olhou a minha língua, penetrou meus olhos com um feixe de luz, auscultou meus batimentos cardíacos, mediu minha pressão e pontificou:

– Se não voltar a comer carne, você morrerá em três meses.

Por essa época, eu já utilizava o conceito que veio a se tornar o Axioma Número Um do DeRose Method: "Não acredite". E não acreditei. Pouco tempo depois, fui ao enterro do médico e continuo muito vivo até hoje, meio século depois.

Minha mãe sempre lamentava:

– Eu queria fazer uma comidinha gostosa para você, mas você não come nada...

E por mais que eu explicasse que comia sim, de tudo, consumia agora muito mais variedades do que antes e apreciava uma profusão de pratos de forno e fogão, não adiantava. No conceito da mamãe (e de tantas outras pessoas!), eu "não comia nada". E, mesmo ela não podendo mais contar com a cumplicidade do médico que morrera, o estribilho prosseguia buzinando nos meus ouvidos:

– Você vai ficar fraco. Você vai ficar doente.

Sob todo esse esforço de me sugestionar negativamente, foi mesmo uma proeza eu não haver sido influenciado e não ter ficado de fato enfermo.

Com o tempo, ela foi se acostumando, pois cada vez eu me tornava mais alto e mais forte, ultrapassando em muito os meus pais, tios e irmão mais velho que a essa altura estava na Academia Militar.

Mas não nos esqueçamos, nesse período, eu era *aborrecente*, com dezesseis, dezessete, dezoito anos de idade. Quando alguém questionava minha alimentação, eu respondia do alto da minha empáfia: "Não sou necrófago, não como cadáveres." Ou então: "Não sou papa-defunto." Obviamente, não recomendo a ninguém dar essas respostas mal-educadas.

Descobri, com o tempo, que as pessoas só implicam porque nós damos satisfação. Quem não gosta de comer jiló por acaso anda apregoando isso? Se alguém puser essa amaríssima solanácea no seu prato, quem não a aprecia simplesmente deixa-a de lado sem fazer alarde. Se puxarem assunto perguntando se a pessoa em questão não come jiló, ela, com naturalidade, responderá laconicamente e prosseguirá a conversa com outro tema.

O problema maior são os entes queridos que, estando mais próximos, invadem mais a nossa privacidade e não tocam no assunto uma só vez, *en passant*. Os íntimos voltam à carga outra e outra vez até entupir as medidas e acabam tirando do sério o desafortunado vegetariano. Nesse caso, observe o exemplo dos meninos de escola que experimentam ir chamando os colegas de qualquer coisa. Se algum dos apodos incomodar, esse é o apelido que vai pegar. Da mesma forma, se os familiares perceberem que você dá muita importância à opinião deles e que se irrita com a interferência sistemática na sua liberdade de opção, isso se transformará numa neurose obsessiva. Aproveitarão todas as oportunidades para lhe aplicar uma alfinetada. Contudo, se você não ligar a mínima e algumas vezes entrar na brincadeira, gracejando junto, todos vão considerá-lo uma pessoa equilibrada e bem resolvida. Depois, pararão de tocar no assunto, pois ele fica velho e acaba perdendo a graça.

Para mim, o fato de não ingerir carnes nunca trouxe dificuldade alguma de relacionamento. Estudei em colégio interno, pratiquei esportes, servi o exército na tropa, sempre fazendo muitos amigos. Incursionei por esse Brasil imenso dando cursos no interior de vários estados, depois viajei por outros países e jamais tive qualquer problema para me alimentar nem para cultivar as atividades sociais. Em alguns lugares o problema para comer era a diferença de paladar, mas não o fato de eu ser não carnívoro.

O NOSSO SISTEMA ALIMENTAR[2]
DE COMO ÉRAMOS VEGETARIANOS
E DE COMO DEIXAMOS DE SÊ-LO

Fator número um

No início da nossa evolução em direção ao que viria a se denominar *Homo sapiens*, nós éramos vegetarianos. Vivíamos nas árvores e alimentávamo-nos de frutas e folhas, como ainda o fazem atualmente muitos dos nossos parentes primatas, como os bonobos e os gorilas. Para comer, não precisávamos trabalhar. Aliás, morávamos dentro de uma salada! Além disso, a vida era só comer, brincar, transar, dormir, acordar, estender o braço e alcançar a refeição. Noutras palavras, estávamos no paraíso.

Até mesmo a Bíblia refere-se de forma inequívoca ao alimento que cabe ao ser humano. Em Gênesis, capítulo 1, versículo 29, logo após a criação do homem disse o Criador: "Eis que vos dou toda a erva que dá semente sobre a terra, e todas as árvores frutíferas que contêm em si mesmas a sua semente, para que vos sirvam de alimento."

Fôramos postos num jardim pleno de árvores frutíferas e podíamos comer de todas elas, menos de uma, a da Noção do Bem e do Mal. Comendo desta, ficaríamos impedidos de comer os frutos da Árvore da Vida.

---

2 *Método de Boa Alimentação* faz parte de uma coleção de 40 cursos gravados em vídeo que podem ser adquiridos nas escolas do DeRose Method. Recomendamos que os estudantes reúnam os amigos para dividir custos e compartilhar as aulas. Chamamos a isso Grupo de Estudos. Para conhecer o conteúdo dos vídeos consulte o livro *Programa do Curso Básico*. Nesse livro há também instruções sobre como conduzir um Grupo de Estudos. Se quiser acessar gratuitamente na internet um resumo dessas aulas, basta entrar no site: www.DeRoseMethod.org.

Fator número dois

Tudo ia muito bem até que um belo dia, fomos expulsos do paraíso por um incidente climático no qual as árvores tornaram-se escassas. Assim, tivemos que descer para o chão[3]. Acontece que éramos animais arborícolas e não terrícolas. No chão, nossas pernas não serviam para grande coisa. De fato, até hoje, milhões de anos depois, continuamos incompetentes quanto ao caminhar sobre o solo. Levamos mais de doze meses para aprender a andar, quando qualquer herbívoro irracional nasce, põe-se de pé e corre com apenas algumas horas de nascido. Duas décadas depois, continuamos tropeçando e caindo por tudo e por nada. Temos músculos enormes nas pernas e coxas, que nos ocupam uma considerável quantidade de sangue e energia, mas qualquer animalzinho dez vezes menor corre mais do que nós.

Perdendo nosso *habitat* nas árvores e sem ter capacidade para correr no solo, ficamos à mercê dos predadores. Passamos a refugiar-nos nas cavernas. Imagine o trauma dessa espécie que estava acostumada a uma vida lúdica e sem preocupações, saltando e brincando por entre os ramos verdejantes, o céu azul e os raios do sol, ser obrigada, quase repentinamente, a viver no escuro e com medo dos predadores. Não foi à toa que o ser humano associou essas duas coisas e, para ele, a escuridão passou a ser sinônimo de medo.

Não havendo mais tantos vegetais sobre a Terra, nossos ancestrais foram compelidos a mudar sua dieta. Passaram a comer o que houvesse. Tornaram-se coletores, catando uma castanha aqui, uma raiz ali e uma lesma acolá. Com fome, come-se qualquer coisa. O desespero da fome e de faltar alimento para a prole arraigou-se no nosso psiquismo de forma tão atroz que desenvolveu uma síndrome que carregamos até hoje e à qual denomino "síndrome do supermercado". Ela nos impele a ir coletando nas prateleiras mesmo aquilo de que não necessitamos, a fim de levar para nossa toca, afinal, "pode vir a ser necessário".

---

3 Como este livro não pretende dissertar sobre antropologia, precisamos contentar-nos com esta história resumida.

Fator número três

Se nossas pernas são incompetentes, em compensação nossas mãos são únicas. Desenvolvemos a habilidade de segurar, pois, ao nascer, o filhote precisava contar com o instinto de se agarrar aos ramos da árvore e aos pelos da mãe, caso contrário despencaria lá de cima. Até hoje nossos recém-nascidos conservam esse reflexo, pegando fortemente os dedos dos pais ou uma vareta que lhes seja posta nas mãos. Podemos mesmo levantar o bebê pela vareta, pois ele não a soltará e não cairá[4].

Na verdade, nós não evoluímos como espécie graças ao desenvolvimento do cérebro, e sim graças à oposição do polegar. Este permitiu que agarrássemos os objetos por puro instinto. Com isso, mais tarde iríamos tornar-nos *Homo instrumentalis*, pouco diferentes dos símios que também usam instrumentos. A partir de então, teria ocorrido uma demanda neurológica que exigiu do cérebro o seu aprimoramento. Mas, antes disso...

Juntando os três fatores

Juntando os três fatores acima, o que nós temos é o seguinte panorama: um *pithecus* faminto, acocorado; um galho seco caído no chão ao seu lado; e um almoço passando correndo. Quantas vezes essa cena deve ter-se repetido ao longo de, digamos, cem mil anos? Numa dessas incontáveis vezes, por mero instinto de agarrar, o *pithecus* segurou o galho seco e usou-o como instrumento. Descobriu, surpreso, que aquilo ampliara sua força, multiplicara sua velocidade e alcançara mais longe, aonde os braços não chegavam. Pronto. O almoço estava espatifado e tinha-se inaugurado uma nova era: a do carnivorismo!

CARNIVORISMO

Agora, usando pedaços de pau, o primata bípede a caminho da evolução passou a abater pequenas presas, com as quais alimentou sua família. A partir de então, foi rápido deduzir que, se amarrasse uma pedra na extremidade do pau, ele poderia abater animais maiores. Necessitamos apenas de algo como 50.000 anos. Bem, somos

---

4 Não tente fazer esse teste em casa. Peça ao pediatra que o demonstre, se ele achar seguro.

assim até hoje. Para mudar um paradigma precisamos esperar que morram todos e mais algumas gerações. Contudo, um dia lá estávamos nós com machados e lanças de pedra lascada[5]. Começara a destruição em massa da fauna e da flora. Nada mais deteria essa praga chamada bicho homem na sua investida contra a natureza.

A prática da caça estimulou algumas tribos a migrar atrás das manadas e, assim, muitos humanos tornaram-se nômades e exploradores. Com isso, essa bactéria planetária espalhou-se por todo o globo.

No entanto, nós não fomos projetados para comer carnes. Animais vegetarianos quando comem carnes adoecem mais e morrem mais cedo. Não dispomos de sucos gástricos nem intestinos para processar carne. A maior demonstração de que não nascemos para caçar é a nossa virtual falta de ferramentas naturais para abater outro animal. Não temos garras, nem presas, nem veneno, nada.

Experiência *científica*...

Há uma experiência muito convincente que costumo fazer em sala de aula e você pode reproduzi-la na sua casa. Material necessário: um ser humano e uma vaca. Coloque o ser humano diante da vaca. Peça ao ser humano que mate a vaca com os recursos que a natureza lhe dotou, ou seja, sua força, suas mãos, seus dentes etc. O ser humano vai tentar por todos os meios, vai querer estrangular a vaca, vai dar socos na vaca e não vai conseguir matá-la. Talvez consiga aborrecê-la e acabe levando uma chifrada. Fim da experiência científica. Conclusão: o ser humano não foi projetado para caçar. Além do mais, na natureza ele nem conseguiria se aproximar o suficiente para agarrar o bicho, pois também fomos privados da velocidade de locomoção.

Contestação da validade da experiência acima

O ser humano contrapõe que ele é um animal inteligente. Como tal, teve condições de fabricar ferramentas e, com elas, caçar. Já não é lá muito

---

5 Fico imaginando que os primeiros a utilizar ferramentas e armas de pedra lascada devem ter sido hostilizados e anatematizados pelos demais, da mesma forma como foram perseguidos todos os humanos que estiveram à frente do seu tempo.

verdadeira essa afirmação, pois estamos tentando provar que por natureza não fomos dotados dessas ferramentas, mas vamos aceitar a contestação e refutá-la com outra demonstração.

Impugnação da contestação

Desta feita, entregamos uma ferramenta de abate – uma faca – e solicitamos que o *sujet* mate a vaca na nossa frente para provar que, com instrumentos, a experiência anterior ficaria invalidada. Mas, então, o que é que verificamos estupefatos? Noventa e nove por cento dos humanos não têm coragem de enfiar a faca na jugular do bovino! Seria prova suficiente de que não somos predadores naturais? Pelo sim, pelo não, vamos além. Tomo a faca da mão daquele espécimen covarde. "Se você não tem coragem, mato eu a vaca." Introduzo a lâmina na garganta da desditada. O sangue jorra. E o ser humano... Onde está ele? Ah! Lá está, no canto, vomitando!

Se fosse carnívoro, o simples cheiro do sangue ou a sua visão já daria água na boca. Mas, se ele não é capaz de matar e ainda lhe embrulha o estômago quando outro mata, isso demonstra claramente que nossos instintos são bem diferentes. Aquele reflexo de "pôr para fora" é exatamente o oposto da reação de comer. Talvez não sejamos *carnívoros*. Quem sabe, somos *carniceiros*?

CARNICEIRISMO

Há um sub-ramo denominado carniceirismo, ainda mais prejudicial que o carnivorismo. O carnívoro é o animal que mata a própria presa e a devora com o sangue ainda quente. O carniceiro é o animal que não tem capacidade ou coragem de matar a própria presa. Espera que outro a mate e devora-a mais tarde, com o sangue já frio.

Exemplos de carnívoros: leão, leopardo, onça, tigre etc. Exemplos de carniceiros: abutre, urubu, hiena... É, parece que estamos em má companhia. Afinal, os seres humanos não matam a própria presa e sim devoram-na com o sangue já frio. Com uma diferença. Os abutres, os urubus e as hienas devoram as carnes em início de putrefação, com algumas horas do animal morto. Os humanos comem as carnes com meses ou anos de estocagem da carne nos frigoríficos. Quando ela é retirada para consumo está verde. Torna-se necessário, então, revitalizá-la com nitratos, nitritos e salitre, que devolvem a coloração avermelhada. Os dois primeiros são conhecidos cancerígenos. Já o salitre é célebre pelo seu uso em colégios internos, mosteiros e quartéis, pela sua capacidade de reduzir o estímulo sexual.

O grande problema com esse tipo de alimentação é que não fomos projetados para digerir carnes. Há diferenças estruturais intransponíveis entre o animal projetado para comer carne e o projetado para comer vegetais.

A doença da vaca louca, que espalhou pânico na Europa no final do século XX, foi gerada pelos criadores de gado ao adotar uma ração para bovinos feita com restos de carnes e ossos. Tais detritos impróprios para o consumo de herbívoros foram processados quimicamente para adquirir cheiro e gosto que os animais não rejeitassem. O resultado foi uma doença degenerativa do sistema nervoso dos animais que, obviamente, contaminava os seres humanos.

Este é um grave inconveniente da ingestão de animais mortos. As doenças de animais são transmissíveis aos seres humanos. Isso também ocorreu com a pneumonia asiática, contraída pela ingestão de aves, a qual devastou aldeias inteiras na China e fez vítimas no mundo todo, isso já no século vinte e um; depois, outra doença do Terceiro Milênio, a gripe do frango, espalhou-se pelo planeta matando por toda parte. Essas três endemias vitimaram milhares, mas em todos esses casos nenhum vegetariano foi contaminado.

Quanto às mutações, há um documentário denominado *Animals are beautiful people* (traduzido como *Os animais também são seres humanos*) de Jamie Uys, África do Sul, que, apesar da sua linguagem despretensiosa, tem um relevante valor científico. Ele mostra uma espécie de cegonha que cambiou sua dieta, passando a ser carniceira, e sofreu uma horrenda mutação que a fez assemelhar-se a um abutre.

Por outro lado, um documentário da Discovery mostrou o caso oposto. Desta feita tratava-se de certo tipo de abutre que trocou o sistema alimentar e deixou de comer carniças, passando a nutrir-se do fruto da palmeira. Também essa espécie sofreu uma mutação, só que para melhor. Deixou de ter a aparência de abutre e passou a contar com uma plumagem muito mais linda.

Todos esses precedentes nos fazem questionar: nossa espécie deve ser muito feia. Desde que trocamos o frugivorismo pelo carniceirismo, certamente passamos por uma terrível mutação. Por exemplo, somos um animal estranho, com uns poucos tufos de pelo, aqui e ali, e o restante do corpo pelado. Imagine se você fosse adquirir um animal de estimação e lhe oferecessem um cachorro que não tivesse pelos, a não ser um tufo entre as pernas, outros sob as axilas e um pouco na cabeça, sendo que esse não parasse mais de crescer? Devemos ser muito feios como espécie. Só não percebemos isso porque nascemos num meio ambiente em que todos os demais também eram horripilantes. Mas o nosso cãozinho deve perceber que há algo estranho com aquele mentor que não tem uma linda pelagem no corpo. Se pensasse, com certeza diria: "Como meu humano é feio! Mas é tão bonzinho, me dá comida, me faz carinho, fala comigo feito um retardado mental...".

Temos um outro exemplo que nos sugere ter ocorrido alguma grave mutação na nossa espécie. Somos o único tipo de animal que mata qualquer coisa que se mova pelo simples prazer de matar. A designação elegante que se dá a isso é *caça*. Caça à raposa, caça ao coelho, caça ao tigre, tiro ao pombo, ao pato, à codorna, e por aí vai. Mas não matamos apenas na caça esportiva. Se um inseto atrever-se a se mover perto de nós, será impiedosamente esmagado. Crianças matam passarinhos instintivamente com suas pedradas e estilingadas. Nada pode ficar vivo nas proximidades de um *Homo "sapiens"*.

O fato é que comer defunto não é para pessoas sensíveis. Se pensarmos no que estamos fazendo, paramos imediatamente de devorar cadáveres de bichos mortos. Urge que nosso estômago deixe de ser um cemitério.

OMNIVORISMO

Omnivorismo não é comer mantra (ÔM) como alguém pode supor. É comer tudo (omni)! A passagem do carnivorismo para o omnivorismo processou-se por observação de muitos clãs de que os que inseriam vegetais na alimentação tinham mais vitalidade, viviam mais tempo e ostentavam pelos mais bonitos. Ninguém precisa ser cientista para perceber isso. Basta observar sua descendência.

Passei por uma experiência interessante que me demonstrou como o caipira tem essa percepção. Em 1976 o prefeito da cidade de Santo

Antônio do Pinhal, no caminho para Campos do Jordão, doou-nos uma montanha. Ingênuos, aceitamos aquele elefante branco. Na época, não tínhamos verba nem para custear o combustível dos automóveis, quanto mais para construir o acesso e edificar nosso retiro! Acabamos perdendo a montanha. Mas ao chegar lá, cheios de ilusões, fomos conversar com um antigo morador, um senhor bem humilde. Ele teve a gentileza de recomendar que bebêssemos de determinada fonte e não de outra, pois sua água não era boa. Perguntei-lhe se havia mandado analisar a água. Ele me disse que não precisava. Quando seus filhos bebiam daquela outra, ficavam doentes.

Da mesma forma e com a *agilidade* que nos caracteriza, em alguns milênios a maior parte da humanidade percebeu que a carne é um veneno para a nossa espécie e melhorou o sistema alimentar, acrescentando outros alimentos. Passou a comer de tudo.

Se, por um lado, isso constituía um aperfeiçoamento, já que nossos antepassados passavam a ingerir menos carnes, esse sistema ainda não era ideal. A mistura de alimentos produz fermentação, a qual gera odor nauseabundo. Experimente colocar num saco plástico um pouco de tudo o que você ingerir na próxima refeição. Acrescente um cálice de ácido gástrico (se não tiver, esprema um limão). Em seguida, coloque por meia hora num forno a 36 graus centígrados, a temperatura do seu corpo. Depois, abra e cheire.

Isso é o que está acontecendo lá dentro do seu tubo digestório. Mas para onde vai esse odor? Pensou que ele se evaporasse por obra e graça do Espírito Santo? Nada disso. Ele sai pelo seu hálito, pelos seus poros, pela sua transpiração, pelas suas axilas. Encare a realidade: o ser humano fede! Os animais onívoros cheiram mal. Compare: o cheiro do bode, o cheiro do porco, o cheiro de quem come porco...

Todos os animais se identificam pelo cheiro. Dois animais se encontram e cheiram-se, até para saber se são da mesma espécie. Se forem macho e fêmea conferem os cheiros a fim de ver se a química combina. No entanto, o ser humano não reconhece como da sua espécie o cheiro que exala. Façamos o teste. Animais não tomam banho. Agarremos um *sapiens* e deixemo-lo sem banho por, digamos, um mês. Depois, ofereçamo-lo para trocar umas carícias com outro, de sexo oposto, da sua espécie. Como será que você reagiria se fosse escolhido para participar dessa experiência, fosse como o sem-banho, fosse como o que depois teria de *olfatá-lo*?

Isso explica por que o ser humano não apenas toma banho com muita frequência (em alguns países, todos os dias!), mas também esfrega, todas as vezes, soda cáustica no corpo. Sim, pois esse é um dos componentes dos sabonetes. Não satisfeito com o banho e a esfregadura com bastão de soda cáustica, esse pobre mamífero ainda toma o cuidado de passar sob os braços e nos pés uma substância que tem a função de inibir odores, um tal de desodorante. Mas isso não basta. É preciso mascarar algum cheiro que, apesar de todos esses cuidados, possa aparecer. Então, o desnaturado animal acrescenta no seu corpo perfumes de outras espécies de animais (almíscar do boi almiscarado, âmbar do cachalote, civete do gato selvagem) ou de árvores (sândalo, cipreste) ou de erva (vetiver) ou de flores (rosa, jasmim etc.). Qualquer coisa serve, desde que não seja denunciado o cheiro que ninguém identifica como sendo da nossa espécie.

Foi o cheiro do homem branco que salvou os índios da extinção e levou-os a sustentar uma guerra de 500 anos. Pense bem. Como é que silvícolas nus, que não conheciam o aço nem a pólvora, puderam sobreviver e lutar durante séculos com os conquistadores que tinham à sua disposição equipamento militar e a arte da guerra? Vou lhe dizer como foi que os aborígines sobreviveram.

Quando você passa uns dias na fazenda ou acampado no meio do mato e, depois, volta para a cidade seu olfato fica bem mais sensível e costuma se incomodar muito com os maus olores. Você é um urbanoide e passou apenas alguns dias no campo ou na serra, mas já ficou mais sensível. Agora, imagine um indígena[6] que nasceu e viveu na floresta toda a sua vida. Ele consegue sentir o cheiro de cada flor, árvore, inseto ou animal a uma boa distância. Pois bem. Como será que cheiravam os conquistadores portugueses e espanhóis dos séculos XVI e XVII, que comiam todas aquelas porcarias, bebiam vinho e suavam feito uns suínos, caminhando durante dias e meses no calor tropical, na floresta úmida, sob aquelas roupas, armaduras e botas de bandeirante? Uma curiosidade: quando iam defecar no mato, dispunham de papel higiênico? Acrescente-se que não se usava tomar banho. Era pecado.

---

6 O termo *indígena* não tem nenhuma ligação com o vocábulo *índio*, como algumas pessoas supõem. Indígena é a palavra latina (*indígĕna, æ*) que significa "natural do lugar em que vive", "gerado dentro da terra que lhe é própria".

Acredite se quiser, até o século XX, aqui mesmo no Novo Mundo, em escolas religiosas as alunas internas eram obrigadas a tomar banho de camisola, para atenuar a iniquidade.

Concluindo esta longa exposição: quando o colonizador ainda estava a quilômetros de distância os índios, com seu olfato hipersensível, percebiam sua aproximação.

O ameríndio sentia um cheirinho putribundo no ar e perguntava para o outro:

– Curumim, foi você?

E o curumim respondia:

– Mim, não!

Então, era homem branco que estava a algumas léguas, vindo na direção do vento.

Mandavam as mulheres fugir com as crianças e armavam ciladas, muito bem escondidos numa floresta que conheciam como a palma de suas mãos. Era guerra de guerrilha. Emboscavam[7] e fugiam. Foi assim que, graças ao fedor do homem branco, os selvagens salvaram-se e conseguiram sustentar uma guerra de cinco séculos, usando arco e flecha contra aço e pólvora. Pode-se dizer que venceram, pois sobreviveram.

CEREALISMO

Migrando por melhores campos de caça, o ser humano acabou se espalhando por todo o globo, inclusive colonizando territórios agrestes e insalubres como a Europa, em que a variação de temperatura só deixou vivos os mais fortes. Em várias cidades europeias, no verão a temperatura pode ultrapassar os 30ºC e no inverno neva. Sob a neve, era difícil conseguir alimentos. A melhor solução era estocar para o inverno, e o alimento ideal para ser estocado é o cereal. Em determinadas regiões implantou-se um novo sistema alimentar, o cerealismo. O cerealismo por si só, como sistema nutricional definitivo, não é muito atraente. Mas ainda iria piorar muito com um modismo que assolou o mundo a partir da década de 1960.

---

7 Aliás, *emboscar*, provém, etimologicamente, de bosque, floresta.

DeRose

No século XX um japonês, vivendo em Paris, codificou um novo sistema surrealista, digo, cerealista, radical, nipocêntrico. Era a macrobiótica. Alguns dos seus princípios eram:

- Não beber água, jamais. Chá, só quente, sem açúcar, e apenas uma ou duas xícaras por dia.

- Frutas estavam proibidas. Eram "muito yin".

- Batata era considerada um veneno. Quem comesse morreria.

- Em compensação deveríamos adotar shoyu, missô, tofu, algas marinhas e arroz na tigelinha. Ou seja, o mundo deveria converter-se aos gostos culinários japoneses.

- Praticamente tudo o que fosse ingerido deveria ser cozido, com exceção de um temperinho verde, usado com parcimônia.

- Qualquer coisa doce, mesmo o mel, era interditada, mas abusava-se do sal. Tudo era salgado: o gersal (tempero à base de gergelim moído com sal), shoyu (molho de soja salgado), missô (pasta de soja salgada). Até no chá recomendava-se dissolver uma ameixa umeboshi salgada. Isso associado à restrição quase total de água, comprometia seriamente os rins.

- O prato era constituído por arroz integral cozido com pouquíssima água, o que o tornava duro (quanto mais duro, melhor, ficava "mais yang"). Sobre o arroz, colocava-se um pouco de gersal e de tempero verde. Acompanhava um outro prato denominado secundário, constituído por legumes cozidos com shoyu, o que os deixava marrons. Mesmo assim, eram uma delícia se comparados com o arroz. Mas não permitiam que se comesse demais o secundário, pois havia uma proporção rígida que devia ser obedecida à risca. Se você pusesse um pouco mais de gersal ou se usasse shoyu no arroz era repreendido publicamente pelo dono do restaurante. Conversar durante as refeições estava proibido. Isso não acontecia em um ou outro, mas em todos os estabelecimentos. Nos restaurantes de algumas associações macrobióticas, enquanto as pessoas comiam, o presidente da entidade ficava dando instruções de mastigação e de combinação de alimentos pelo alto-falante, bem como descrevendo algumas doenças (imagine, você comer escutando falar de doenças!).

- A macrobiótica compreende sete graus de radicalização: os regimes um, dois, três etc., até sete. Mais tarde, como muita gente não conseguia cumprir nem o *regime um*, foram acrescentados os regimes *menos um*, *menos dois* e *menos três*, caso contrário os restaurantes, as lojas e as indústrias que viviam desse comércio não sobreviveriam. O regime *menos três* é, praticamente, a alimentação comum. No entanto, segundo Oshawa, macrobiótica é o *regime sete*. Os demais são apenas estágios de adaptação para atingir a macrobiótica. O *regime sete* é 100% cereais. Esses cereais podem ser arroz, trigo, cevada, centeio etc.

Felizmente, isso foi no passado... Hoje, o que as pessoas conhecem é algo totalmente diferente daquilo que Sakurazawa Nyoiti denominou macrobiótica. Creio que as mudanças ocorreram pelo fato de a macrobiótica não haver gerado nenhum macróbio e todos terem morrido relativamente cedo ou abandonado o regime, que era uma tortura.

Bem, estamos falando da macrobiótica verdadeira, aquela que era praticada quando seu codificador estava vivo e nos primeiros anos após sua morte. Virou moda e transformou-se numa praga na década de 1970. Mais ou menos a partir da década de 1980 observou-se um desnaturamento daqueles princípios que foram considerados, por uns, muito difíceis de se seguir; por outros, incorretos. O fato é que hoje, o que se conhece como macrobiótica é algo bem mais palatável que se aproxima um pouco do vegetarianismo.

VEGETARIANISMO

Boa parte da humanidade descobriu que comer carnes não era saudável e eliminou-as da sua mesa. Atualmente, contam-se cerca de DOIS BILHÕES DE VEGETARIANOS NO MUNDO. Mais de um bilhão é constituído pelos hindus. Além deles, contabilizamos os adventistas, os praticantes sinceros de Yôga do mundo todo e os simplesmente vegetarianos, por qualquer motivação, das diversas vertentes.

Quando falamos em vegetarianismo, poderemos englobar os vegetarianos (lacto-ovo-vegetarianos), os vegetalianos (lacto-vegetarianos) e os vegetaristas (vegetarianos puros ou vegans). Esta é uma das nomenclaturas usadas. Contudo, não há consenso. Na Índia, por exemplo, vegetarianos são os lacto-vegetarianos (maioria) ou os lacto-ovo-vegetarianos (minoria). O importante é não consumir carnes.

Afinal, essas três vertentes são primas entre si. O princípio básico é não ingerir carnes de nenhuma natureza e de nenhuma cor. Isso de se intitular vegetariano só por não comer carne vermelha, mas ingerir carne branca, é hipocrisia.

Quando alguém declarar que é vegetariano, mas come carne de peixe, diga-lhe que não é vegetariano. Isso tem outro nome. Como é mesmo...? Começa com um radical grego. Macrós... Não. Hipós... Isso! Hipo, hipo... hipócrita!

As diferenças entre as três correntes acima são as seguintes:

- Vegetarianismo aceita ovos e laticínios, além de 15.000 variedades de legumes, cereais, raízes, hortaliças, frutas, castanhas, massas etc.

- Vegetalianismo não aceita os ovos. No restante, não há diferença.

- Vegetarismo (veganismo) não aceita produtos de origem aninal.

Será que pode haver algo ainda mais radical do que o vegetarismo? Sim, o Naturismo.

NATURISMO

O naturismo ou crudivorismo propõe comer os alimentos assim como a natureza os produz, ou seja, não desnaturar a comida antes de ingeri-la. A pior forma de desnaturamento é pelo cozimento. Ao cozinhar, destruímos as vitaminas, os sais minerais são decantados e o prána se evola. O alimento fica sem vitalidade.

A quantidade de nutrientes que se encontram em uma folha de alface crua só seria obtida com mil folhas de alface cozidas. O resultado de uma tal alimentação seria um gasto superlativo de energia para mastigar, insalivar, digerir, assimilar, eliminar e, em troca, obter uma quantidade mínima de nutrição. Uma enorme quantidade de alimento teria que ser processada pelo organismo. Conclusão: obesidade.

Mas seria possível comer legumes ou cereais crus? Sem dúvida. Você já não degustou um *couvert* de cenouras cruas no seu restaurante predileto? Já não se deliciou com o tabule, salada de trigo cru, no seu restaurante árabe? No entanto, ao comer coisas cruas, lembre-se de lavá-las muito bem e deixá-las de molho numa salmoura com limão. Depois retire o sal e tempere a gosto.

Os naturistas estão com a razão: os alimentos crus são mais nutritivos e contêm mais vitalidade. Porém, depois de tantos milênios cozinhando nossos alimentos, sentimos falta do cozimento e esse regime pode nos deixar deficientes, não no aspecto estritamente nutricional, mas no emocional. Um dia você vai sentir falta de comida quente. É que a comidinha quente tem para nós o simbolismo do carinho e aconchego da mamãe trazendo-nos a refeição. Quando sentir essa carência, faça um prato cru, mas quente. Por exemplo, a sopa crua.

> **Sopa crua:** Esta receita não serve para o naturista (crudivorista) radical, mas pode ser usada como concessão pelo naturista mais complacente. Bata no liquidificador alguns legumes crus. Tempere a gosto. Aqueça, mas não deixe cozinhar. Pronto. Aí está uma sopinha crua e quente.

Na verdade, o naturismo não aceitaria alterar o equilíbrio de sais minerais, acrescentando sal de cozinha. Nem admitiria incrementar o sabor com azeite ou com outros temperos menos naturais, que tivessem exigido industrialização ou acréscimo de conservantes.

Será que há algum sistema ainda mais estrito que o naturismo? Existe, sim, o frugivorismo.

Vídeo: derose.co/alimentacao2a

FRUGIVORISMO

No frugivorismo, além de se comer tudo cru, sem desnaturar os alimentos, excluem-se todos os legumes, cereais, hortaliças, raízes, castanhas, tudo enfim que não seja fruta. Também não se acrescenta sal nem açúcar, é claro!

Com isso, fechamos o círculo e voltamos às origens. Frutas são o alimento natural do ser humano. A melhor demonstração disso é a seguinte experiência: coloque na mesa uma variedade de carnes, peixes, aves, moluscos, legumes, raízes, verduras, ovos – tudo cru. Peça aos presentes que escolham apenas um desses produtos e o coma cru, sem acrescentar nenhum tempero. Provavelmente, a totalidade das pessoas postas à prova rejeitará com nojo todos esses ingredientes.

Em seguida, à mesma mesa, juntamente com as carnes, peixes, aves, moluscos, legumes, raízes, verduras e ovos, acrescente uma seleção de frutas e repita a solicitação. Todos, sem exceção, escolherão alguma fruta. Isso prova o quê? Prova que o único alimento que em estado natural ingerimos com satisfação são as frutas. Logo, essa é a alimentação para a qual fomos projetados.

Instintivamente, quando alguém está doente, levamos-lhe algumas frutas. Sabemos, inconscientemente, que as frutas têm poder curativo por não estar agredindo a nossa natureza.

Seria possível viver só com frutas? Mesmo trabalhando duro e praticando esportes? Claro que sim. Afinal os macacos não vivem fazendo exercícios? Por outro lado, devo advertir para o fato de que a transição de uma alimentação comum para o frugivorismo deve ser extremamente gradual e a maior parte das pessoas precisará de muita disciplina na gradação meticulosa. Calculo que do vegetarianismo para o frugivorismo, um tempo prudente de transição gradativa seria de 5 anos. Do omnivorismo com carnes para o frugivorismo, nunca menos de 10 anos de progressão. Ainda assim, se notar que está perdendo massa muscular ou que está ficando fraco, feio, mirrado, deprimido ou caladão, interrompa a experiência. Qualquer tentativa de seguir regimes mais radicais deve ser acompanhada por hemogramas e lipidogramas completos periódicos, e avaliação de um médico inteligente. Médico desinformado não adianta.

QUAL É O MELHOR SISTEMA ALIMENTAR PARA O DeROSE METHOD

O melhor sistema alimentar para o DeROSE Method é o lacto-vegetarianismo ou, também, o ovo-lacto-vegetarianismo. Vídeo: derose.co/alimentacao3a

Há milhares de anos, à base de empirismo, desenvolveu-se um sistema nutricional compatível com os exercícios que fazemos. Ele vem sendo aplicado com sucesso há séculos.

Procuramos não utilizar rótulos porque, no Ocidente, conduzem à confusão. Quando declaramos que somos vegetarianos, sempre tem um desinformado que nos oferece salada ou soja ou, pior ainda, peixe!

Portanto, não somos veganos Vídeo: derose.co/alimentacao4a e também não nos declaramos vegetarianos. Somos simplesmente "não carnívoros". De resto, nossa alimentação é normal. Ou, melhor, paranormal, pois ela é megassaborosa.

Nós ensinamos uma cultura. Não podemos correr o risco de que algum instrutor ou aluno fique fraco ou pálido ou, ainda, doente. Seria um tiro no pé investirmos tanto trabalho, durante tantos anos, para demonstrar que nosso sistema é bom e saudável, mas, depois, termos um comprometimento de imagem só porque um instrutor ou aluno exagerou em dietas heterodoxas e ficou com aparência diferente daquela de saúde, força e beleza que preconizamos. Isso é inaceitável, inadmissível.

Esforçamo-nos para que nossos alunos sejam cada vez mais comunicativos, exemplares e integrados no seu meio familiar, social e profissional.

Não comer carnes de qualquer tipo não prejudica essa integração, pois podemos comer em qualquer restaurante e na casa de qualquer anfitrião. Eu, particularmente, gosto de convidar meus amigos leigos para almoçar em churrascarias, a fim de que percebam o quanto podemos comer em qualquer lugar. E, para evitar estereótipos irritantes, nem me aproximo do *buffet* de saladas!

No entanto, não ingerir nenhum lácteo nem ovos torna essa integração social bem mais difícil, às vezes, impossível. Se nossos instrutores ou alunos professarem um sistema de vida que os desajuste da família e amigos ao invés de integrá-los mais, que dificulte a vida em vez de facilitar, estaremos indo contra tudo o que o DeROSE Method propõe.

PODEMOS CONTINUAR USANDO LATICÍNIOS E OVOS?

Todos somos contra os maus-tratos perpetrados pelos (des)humanos para explorar os pobres irmãos de quatro e de duas patas, para industrializar seu leite e seus ovos. Por isso, recomendamos utilizar o mínimo possível de laticínios e de ovos. Mas também por esse motivo, procuramos só utilizar marcas de ovos caipiras orgânicos, as quais garantem que suas galinhas ciscam livremente.

Só uso os ovos da marca Korin, que declara: "Na Korin, as aves não recebem antibióticos, quimioterápicos, anticoccidianos, antifúngicos, e promotores artificiais de produção em nenhum momento. E não recebem ração com farinhas de carne, vísceras e osso, produzidas com resíduos do próprio abatedouro. Fazemos isso para garantir aos nossos consumidores absoluta isenção de quaisquer resíduos químicos em nossos produtos. Outra grande diferença é que nossas aves não permanecem confinadas em gaiolas. Elas ficam soltas no galpão e botam os ovos em ninhos. Isto é feito para garantir o bem-estar dos animais, pois dessa forma podem expressar comportamentos naturais inerentes à espécie."

Pela mesma razão, buscamos utilizar marcas de leite as quais nos prometem que suas vaquinhas pastam livremente e são bem tratadas. No Brasil, conhecemos apenas a marca Leitíssimo.

Por outro lado, em toda a história da humanidade, sempre tivemos vacas, ovelhas, cabras, galinhas e outras aves que foram cuidadas como animais domésticos, bem tratados, vaquinhas que até recebiam nomes como "Mimosa". Na minha infância eu tive uma galinha branca, chamada Odalisca, que me dava todos os dias um ovo. Ela andava solta pela nossa casa e brincava comigo como se fosse um cachorro, quando eu tinha cinco anos de idade.

Mais ou menos a partir da década de 1960, dependendo do país, indústrias de alimentos começaram a tratar os animais como objetos, mantendo-os confinados e cometendo uma série de atrocidades que são do conhecimento de qualquer pessoa de bem. Essa fase já está passando, pois a opinião pública está se mobilizando cada vez mais contra a desumanidade. Já há muitas leis de proteção aos animais e outras mais estão surgindo. Brevemente, voltaremos a contar com um tratamento digno dos bichos.

Na Índia, por exemplo, a vaca é sagrada. Em uma das minhas muitas viagens àquele país, perguntei por que a vaca era considerada como tal. Um indiano me respondeu: "Ela alimenta nossos filhos com o seu leite. Produz enormes quantidades de esterco que fertiliza os campos. Trabalha para nós a vida toda, puxando o arado que prepara a terra para o plantio. Depois, um dia, morre e, mesmo depois de morta nos ajuda, pois nos dá seu couro, seus ossos, seus chifres. Sim, ela é um animal sagrado, cuja existência louvamos." Vídeo: derose.co/alimentacao5a

A questão não é ficarmos desnutridos ou desajustados socialmente por não consumir laticínios ou ovos. A questão é consumir menos laticínios, menos ovos e escolher bons fornecedores. O simples fato de não comermos carnes de nenhuma espécie já constitui protesto e colaboração suficiente.

De resto, temos que eleger políticos que já tenham um histórico de leis para a proteção aos animais, como é o caso do ambientalista Deputado Ricardo Trípoli.

Tratemos de ser menos fanáticos e mais efetivos.

Assista a este vídeo do autor com outros esclarecimentos a respeito destes temas: Vídeo: derose.co/alimentacao6a

SUBSÍDIOS DA BÍBLIA AOS QUE PRECISAM DE UM INCENTIVO DE CARÁTER RELIGIOSO

No **Gênesis, cap. 1, vers. 29**, podemos ler: "E disse Deus ainda: Eis que vos tenho dado todas as ervas que dão semente e se acham na superfície de toda a terra, e todas as árvores em que há fruto que dê semente; isso vos será para mantimento".

No mesmo livro **Gênesis, cap. 6, vers. 3**, encontramos: "Então disse o Senhor: [...] os seus dias serão de cento e vinte anos." Ora, está claro que o projeto original era alcançarmos 120 anos, desde que nos alimentássemos com os vegetais recomendados no Gênesis, cap. 1, vers. 29, acima.

Em **Êxodus, capítulo 20**, matar qualquer ser vivente consta como pecado mortal. O mandante que paga para que matem também é culpado.

Em **Isaías, cap. 66, vers. 3**, está escrito: "Quem mata um boi é como o que tira a vida a um homem. "

Em **Provérbios, cap. 23, vers. 20**, consta: "Não estejas entre os bebedores de vinho nem entre os que devoram carnes."

Em **Romanos, cap. 14, vers. 21**, encontramos outro reforço: "É bom não comer carne, nem beber vinho."

Em **Daniel, cap. 1, vers. 12, 14 e 15**, lemos: "Experimenta, peço-te, os teus servos dez dias; e que se nos deem legumes a comer e água a beber. Ele atendeu e os experimentou dez dias. No fim dos dez dias, a sua aparência era melhor; estavam eles mais robustos do que todos os jovens que comiam das finas iguarias do rei. Com isto, o cozinheiro-chefe tirou deles as finas iguarias e o vinho que deviam beber e lhes dava legumes."

ALIMENTAÇÃO COM CARNES POLUI MAIS QUE TODOS OS VEÍCULOS DO MUNDO

Segundo o estudo abaixo, publicado pela revista *Época* de 16 de outubro de 2006, todos os veículos juntos – automóveis, motocicletas, ônibus, caminhões, tratores e outros – produzem 4% da poluição do ar.

No entanto, a poluição produzida pela criação de ruminantes (28%) mais seu esterco (4%), juntos produzem 32% da contaminação da atmosfera. A desproporção é colossal!

Conclusão: os maiores responsáveis pela poluição e pelo comprometimento do ar que respiramos, pelo aquecimento global e pela destruição da camada de ozônio são os comedores de carnes que sustentam uma indústria pecuária sem precedentes na história da humanidade.

Confira no gráfico abaixo:

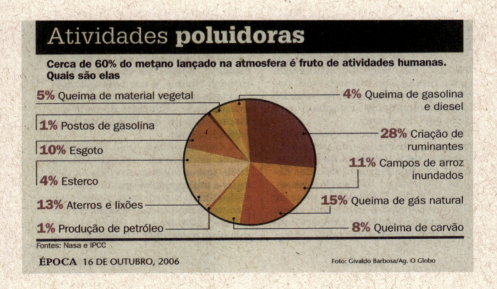

O QUE É QUE VEGETARIANO COME?

Feijões de todos os tipos: preto, branco, carioca, sempre sem bacon
Arroz (não precisa ser integral – mas o integral é melhor)
Ovos quentes, cozidos, escaldados, fritos, omeletes variadas
Farofas de cebola, de banana, de tudo o que a sua imaginação permitir
Ervilhas
Grão-de-bico
Lentilhas
Castanhas, nozes, amêndoas, avelãs etc.
Batatas em todas as suas variedades (cozidas, assadas, fritas etc.)
Cenouras e todos os demais legumes e similares (15.000 variedades)
Sopas, as mais variadas, sem caldo de carne nem de frango
Pães
Pão de queijo
Pamonha de queijo
Tutu de feijão
Curau
Queijos, requeijões e burratas
Iogurtes e coalhadas
Tortas
Tartines
Quiches
Pizzas
Calzones
Nhoques

Espaguete
Lasanha
Fettuccine e outras massas
Risotos
Bruschettas
Polenta
Ratatouille
Crepes franceses de queijo
Gratin dauphinois
Aligot
Fondue de queijo
Cuscuz
Homus
Babaganuche
Faláfel
Tabule
Arroz com lentilha
Arroz com aletria
Kibe de queijo sem carne
Esfiha de queijo
Acarajé
Vatapá, obviamente, sem carne de camarão
Empadas
Rissoles
Bolinhos de arroz
Bolinhas de queijo à milanesa
Croquetes de legumes
Pastéis
Strogonoff
Empanadas argentinas
Sanduíches de miga argentinos

Sanduíches os mais variados

Frutas, todas

Praticamente todos os pratos hindus (os servidos na Índia, não os servidos no Ocidente)

Todos os doces de todos os países, menos os que levarem gelatina, já que gelatina é feita dos restos de sebo.

E, é claro, nada de saladas, nem soja, nem tofu, nem nenhuma dessas bufonarias estereotipadas (quem quiser comer salada tem liberdade para tanto, mas oferecer salada ou soja a um vegetariano é gafe e pode ser considerado uma grosseria).

Vegetariano e vegano são sistemas diferentes. Os veganos, não consomem laticínios, nem ovos, nem mel, nem nada que seja do reino animal. Mas não é o nosso caso. Sou não carnívoro há mais de meio século. Minhas peludas da raça weimaraner, que são cães de grande porte, nunca comeram carne nem ração que tivesse carne. Comem a minha comida. Cresceram mais que os outros cães da sua raça. Leia a história completa no meu livro "*Anjos Peludos, Método para Educação de Cães*".

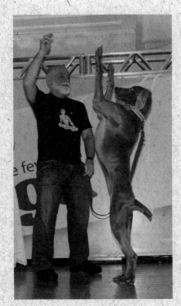

DeRose com a Jaya, sua enorme "*Canis sapiens*" vegetariana.

Um animal carnívoro pode vir a ser vegetariano?

Há alguns anos, talvez eu respondesse que não. Acontece que tantos são os casos de cães vegetarianos na comunidade do DeROSE Method que hoje, devo confessar, fui convencido pelos fatos. Eu mesmo Tive uma weimaraner, que é um cão de grande porte, chamada Jaya. Desde pequena, alimentou-se da minha comida e mais frutas, legumes, verduras, queijos, iogurtes e biscoitos caninos sem carnes de nenhuma espécie. Com isso, fiz algumas descobertas muito interessantes, a saber:

- ॐ Jaya nunca ficou doente.
- ॐ Não tinha aquele hálito desagradável característico dos cães.
- ॐ Os dentes eram brancos, lindos e fortes sem jamais ter sido necessário escová-los. Mandávamos fazer uma limpeza odontológica a cada cinco anos.
- ॐ O pelo era mais bonito, brilhante e quase não caía.
- ॐ O veterinário autorizou a não lhe dar banho porque estava sempre limpa e cheirosa.
- ॐ Cresceu mais que a mãe dela.
- ॐ Tinha uma força descomunal.
- ॐ Quando a levávamos ao parque para se exercitar, ela dava um baile nos demais cães, um show de agilidade e energia; permanecia correndo muito mais rápido que os outros do mesmo porte e não parava para descansar.

- ॐ Sempre foi moleca e alegre, mas não hiperativa e parava imediatamente de brincar se apercebia que não era o momento.
- ॐ Demonstrou ser mais inteligente que os espécimens da mesma raça e mesmo de outras raças reconhecidamente inteligentes. Aprendeu sozinha a obedecer comandos apenas com o meu olhar.
- ॐ Nunca roeu nada meu, mesmo quando pequena.
- ॐ Raramente latia, e só para nos defender.
- ॐ Não era agressiva e demonstrava uma sociabilidade extraordinária com pessoas, cães e até gatos! Se for verdade que os cães se parecem com seus donos eu devo ser muito boa gente!

Na internet havia a notícia do cão mais velho do mundo, com 27 anos de idade. Ele era vegetariano! (*Google, "O cão mais velho do mundo é vegetariano"*. Dados de 2002.)

Portanto, se até animais carnívoros podem ser vegetarianos com vantagens, demonstrado está que os seres humanos terão muito mais benefícios e facilidades, afinal, nós podemos entrar em um supermercado ou restaurante e escolher o que desejarmos comer, adotando uma dieta extremamente variada e rica.

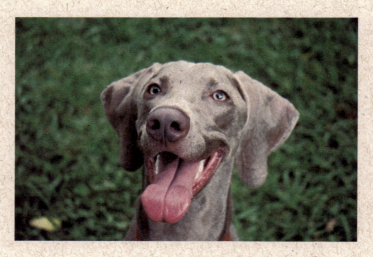

Jaya com quase um ano de idade.

Fotos de cães vegetarianos, extraídas do meu livro "Anjos Peludos – método de educação de cães".

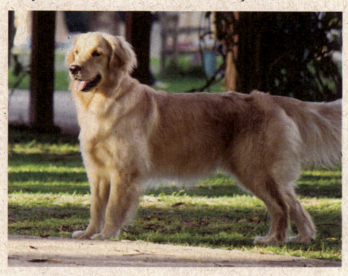

Julieta, linda "anjinha" vegetariana do Leandro Sosi e da Elisângela Borba, de São Paulo (SP – Brasil)

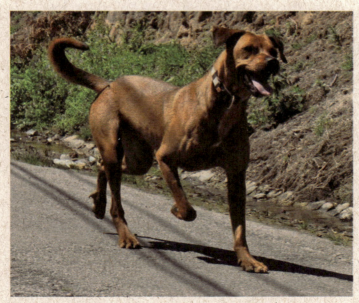

Satya, anjo vegetariano fortão da Adélia e Marco Santos, de Portugal.

Fotos de cães vegetarianos, extraídas do meu livro
"Anjos Peludos – método de educação de cães".

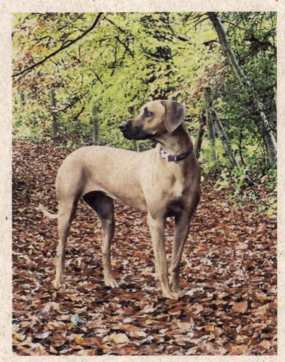

Lily, *big angel* vegetariano da Jo e do Paulinho, de Londres.

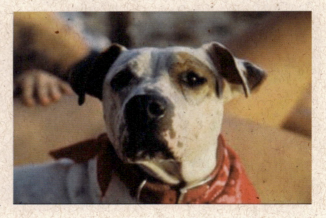

Kai, anjão vegetariano do Guilherme e da Andressa, Hawaii (USA)

Fotos de cães vegetarianos, extraídas do meu livro
"Anjos Peludos – método de educação de cães".

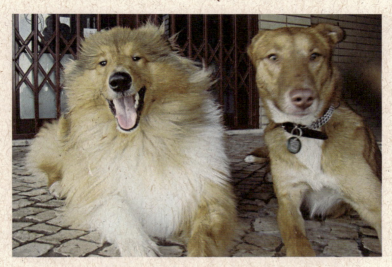

Dois grandes anjos vegetarianos portadores de linda pelagem.
Fofão, companheiro da Sónia Ferreira e Gustavo Cardoso, de Londres (England);
e Lásya, de Maria Antónia Ribeiro e Mário Vendas, do Porto (Portugal).

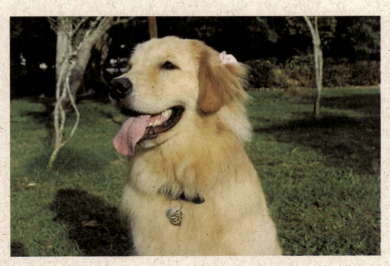

Mel, meiga "anjinha" vegetariana do casal Sarita Borges e Alexandre Montagna,
de Porto Alegre (RS – Brasil)

Fotos de cães vegetarianos, extraídas do meu livro
"Anjos Peludos – método de educação de cães".

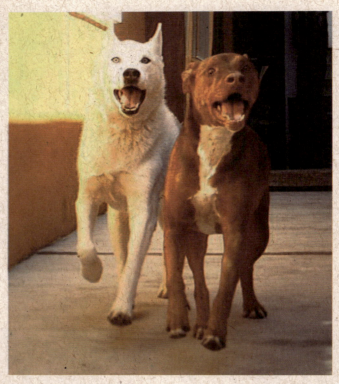

Snow e Mel, dois enormes anjos vegetarianos, cheios de energia, protetores da Marina Oliva Ferreira e Elvis Alves, de Santo André (SP - Brasil)

"...se até animais carnívoros podem ser vegetarianos com vantagens, demonstrado está que os seres humanos terão muito mais benefícios e facilidades, afinal, nós podemos entrar em um supermercado ou restaurante e escolher o que desejarmos comer, adotando uma dieta extremamente variada e rica."

Não tente isso com gatos. Consta que os gatos não podem ser vegetarianos porque precisam de taurina e ácido araquidônico que os gatos não conseguem sintetizar a partir dos vegetais, ovos e laticínios.

COMIDA RUIM NÃO É VEGETARIANISMO: É DESINFORMAÇÃO.

> Se, ao colocar a comida na boca,
> você não a considerar deliciosa,
> pode ter certeza de que <u>não é a nossa comida</u>.

Vamos parar com a mania de fazer comida ruim e marrom só para dizer que é saudável. Vou repetir aqui, pois parece que ninguém escuta: comida vegetariana não tem nada a ver com tofu, algas, shoyu, missô. Nem mesmo com açúcar mascavo ou cereal integral. É claro que o cereal integral é melhor do que o refinado. Mas isso não tem nada a ver com comer carne ou não. As pessoas tendem a misturar as coisas. É uma pena.

O pior é que muitos dos que se intitulam vegetarianos alimentam a confusão ao ensinar, até mesmo em seus livros, receitas preconceituosas, que sucumbem à nefanda moda naturéba[8].

Certa vez, eu estava dando um curso de formação de instrutores do nosso Método na Universidade Federal de Santa Catarina e a aula que precedia o almoço, era jústamente sobre alimentação vegetariana. Desdobrei-me para fazer uma turma de 120 alunos aspirantes à profissão convencerem-se de que o nosso sistema alimentar não tinha nada a ver com a macrobiótica, nem com a alimentação natural; que a nossa era colorida, aromática, saborosa. Terminada a aula, os alunos saíram para almoçar. Havia um *stand* de uma instrutora vegetariana que

---

8 De receitas vegetarianas sem folclore, recomendamos os livros:
    Dieta del Yôga, de Edgardo Caramella, Editorial Kier, Buenos Aires.
    Gourmet Vegetariano, de Rosângela de Castro.

havia pedido permissão para vender lanches, sanduíches, salgadinhos e doces à saída dos alunos a fim de facilitar a vida deles, pois poderiam comer ali mesmo enquanto não recomeçavam as aulas do período da tarde. Quando saí da sala de classe, deparei com todos aqueles estudantes comendo salgados marrons, doces marrons, pães marrons, tudo no mais perfeito *look* macrobiótico – linha que a instrutora que vendia os alimentos jurava já não seguir mais.

Você consegue imaginar a minha reação? Com que cara eu iria enfrentar aqueles 120 alunos que me ouviram dizer uma coisa e na prática testemunhavam outra? "Então é essa comida marrom intragável que o DeRose diz que é deliciosa, colorida e aromática?"

Obviamente, na volta do almoço a aula foi sobre a falta de sinapses nos neurônios dos que não conseguem superar antigos paradigmas e estereótipos, falta de receptividade ao ensinamento tradicional, falta de fidelidade ao que o ministrante acabara de transmitir e falta de cultura. Sim, falta de cultura, pois ensinavam uma filosofia e não tinham a mínima ideia do que ela preconiza que se coma.

"PROFESSOR, O QUE É QUE VOCÊ COME?"

Um dia, fui dar um curso em Belém do Pará. A organizadora do curso na época ainda não era nossa querida Maria Cruz. Era sua predecessora. Muito gentil, foi me buscar no aeroporto e, no caminho de casa, sondou:

– Mestre, o que é que você come?

– Como assim? – respondi –. Como a mesma coisa que você. Não somos ambos professores da mesma tradição hindu? Você não participou de vários cursos meus, nos quais ministrei o módulo de alimentação? Sua pergunta me deixa apreensivo.

– Pelo sim, pelo não, comprei vários tipos de alimentos e deixei tudo em cima da mesa para você me dizer o que prefere.

Tão querida! Chegando à casa, mostrou-me a obra de arte do discipulado. Era uma mesa enorme, linda, colonial, abarrotada de produtos... macrobióticos! Confesso que perdi a paciência.

– Mas o que é isso, Norma? Então, levo anos lhe ensinando como é a alimentação da Nossa Cultura, você se torna instrutora e não sabe o que um vegetariano de verdade come? Onde é que você estava enquanto seu corpo jazia sentado nas minhas aulas, quando eu ensinava sobre o nosso sistema alimentar?

"SE O DOUTOR QUISER, POSSO FAZER UM TOFU."

Recentemente, estive em Brasília para explicar aos Senadores a necessidade da nossa regulamentação profissional. Fiquei hospedado num hotel cinco estrelas. Nesse tipo de hotel, em geral, não há problemas com alimentação, pois quanto maior a cultura do ambiente, menor é a dificuldade que o vegetariano encontra. Mas em Brasília, acho que ocorre uma exceção à regra. No *buffet* não havia absolutamente nada que não estivesse contaminado por bicho morto.

Mandei chamar o *maître* e reclamei:

– Meu amigo, como é possível isso num restaurante desta categoria? Até no puré de batatas vocês puseram bacon picadinho! Isso é uma falta de consideração para com todos aqueles que não comem carnes. Vocês precisam rever sua orientação e colocar no *buffet* opções sem carnes.

Ao que ele me respondeu, solícito:

– O que o doutor gostaria de comer? Nós podemos providenciar.

– Agradeço muito a atenção, mas o que eu estou tentando dizer é que o *buffet* precisa dar essas opções. Não estou fazendo uma reivindicação para mim mesmo. Estou apresentando uma sugestão para que vocês possam atender melhor todos os hóspedes que, como eu, não ingerem carnes.

Com uma fisionomia de indisfarçável impaciência, mal camuflada pelo treinamento decorado sem profissionalismo, ele respirou fundo e praticamente repetiu a mesma proposta, sem esforço algum para compreender o que o cliente do hotel estava tentando comunicar.

– Se o doutor quiser, posso fazer um tofu.

Desculpe, mas com burrice e pobreza de espírito não tenho condescendência.

– Tofu? **Tofu?** Meu querido, o que é que tem tofu a ver com a nossa conversa? Eu, por acaso, disse que sou japonês? O que eu disse é que vocês têm que parar de discriminar os hóspedes vegetarianos e colocar opções no *buffet*. **No *buffet*!**

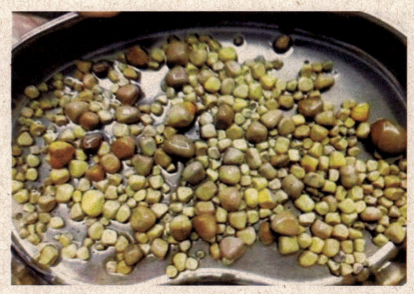

Alto consumo de tofu é o responsável pelo número incrível de pedras (Foto: Reprodução/CEN)

Um chinês teve 420 pedras removidas de seu rim. Segundo os médicos, elas teriam sido causadas por uma dieta com excesso de proteína. Paciente confessou que é 'viciado' em tofu, um queijo feito de soja. A operação durou duas horas em um hospital na cidade de Zheijiang, no oeste do país. Os médicos descobriram as pedras após realizarem um raio-X de He Dong.*

*http://www.redetv.uol.com.br/jornalismo/da-para-acreditar/cirurgia-retira-420-pedras-de-rim-de-chines

ATÉ O MÉDICO DA CASA BRANCA

Quando a gente ouve essas histórias, a tendência é achar que brasileiro é desinformado, coitado. Mas, não. Assisti a um documentário intitulado *Fugindo do bisturi*, sobre uma experiência em que o Dr. Dean Ornish, médico da Casa Branca, em Vachínguitom[9], salvara a vida de diversos pacientes com problemas cardiovasculares gravíssimos, sem operá-los, apenas com Yôga e vegetarianismo (o que

---

9 Se alguns linguistas defendem que o Yôga deva ser grafado "a ióga", porque palavras estrangeiras devem ser aportuguesadas compulsoriamente, então que engulam minha versão para Washington.

é uma redundância, já que o vegetarianismo é parte integrante do Yôga). Mas não é que esse tão esclarecido doutor me sai com o tal do tofu no cardápio "vegetariano"?

É... parece que se trata de uma pandemia de desinformatite supurada.

Então, de novo:

Vamos parar com a mania de fazer comida ruim e marrom só para dizer que é saudável. Vou repetir, pois parece que ninguém escuta: *comida vegetariana não tem nada a ver com tofu, algas, shoyu, missô.* Nem mesmo com açúcar mascavo ou cereal integral. É claro que o cereal integral é melhor do que o refinado. Mas isso não tem nada a ver com comer carne ou não comê-la. Vídeo: derose.co/alimentacao7a

O MITO DO AÇÚCAR MASCAVO

Qual é o problema de se usar açúcar mascavo?

1º. Considero como mais grave o estereótipo. Estereótipos sempre são perniciosos. Se descobrem que você é vegetariano, lá vem alguém querer que use o tal do mascavo. Não consigo compreender o que tem uma coisa a ver com a outra. Você declara que não come carne e querem lhe enfiar goela abaixo um açúcar preto.

2º. O produto que é vendido com o nome de açúcar mascavo é ruim, interfere no gosto e no colorido daquilo que ele for adoçar.

3º. Açúcar branco e açúcar mascavo engordam da mesma forma e são igualmente prejudiciais.

4º. Às vezes, o que você encontra no comércio com o nome de açúcar mascavo não é açúcar mascavo. É rapadura moída. Portanto – e talvez este seja o principal motivo da minha antipatia –, você estará comprando gato por lebre. Quando eu era menino, época em que essas coisas não estavam na moda, havia mascavo disponível nas lojas e ele era bem diferente, na cor, no cheiro, no gosto e na consistência. Era mascavo de verdade. Décadas mais tarde, assisti à produção do açúcar mascavo num sítio em Botucatu e confirmei que o açúcar mascavo é bem diferente daquilo que, às vezes, é vendido por aí com esse nome.

5º. Um dia, na Europa, um amigo me ofereceu um chá e notei que havia no pires uns cubinhos de açúcar escuro. Perguntei o que era. Disse-me que era açúcar mascavo. Pedi para ler o rótulo da embalagem. Lá constava: "açúcar mascavado". Continuei a ler: descobri que eram torrões de açúcar branco(!), tingido de marrom com... caramelo! E que o meu amigo era uma anta[10].

RICOTA, JAMAIS!

Não compreendo por que tantas receitas de massas ou sanduíches vegetarianos devam ser feitos necessariamente com ricota. Será que tem algo a ver com o eterno sentimento de pecado judaico-cristão? Para fazer bem (à nossa consciência) tem que ser ruim! A opinião de nove entre dez estrelas do cinema é a de que a ricota é o queijo mais insípido que existe. Deve ser isso. Ou será que vegetariano não pode comer queijo prato, mozzarella, parmesão, gouda, estepe, provolone e outros? Se pode, por que colocar, invariavelmente, ricota? O mais engraçado é o "sanduíche natural" que foi institucionalizado no Brasil. Quase sempre ele é de ricota com cenoura ralada!

SANDUÍCHE NATURAL, ESSE CONTRASSENSO

Na verdade, ninguém sabe por que chamam "sanduíche natural" a esse fenômeno de contra-senso. Nada ali é natural. Além disso, estereotipou-se que para ser sanduíche natural tem que ser de ricota com cenoura, frango ou atum. Uma pergunta filosófica: se eu quiser fazer um sanduba de frango ele vira imediatamente um "sanduíche natural"?

Pois é. Um dia, tentando comer algo, verificando que todos os sanduíches da loja eram "naturais" e não havia nenhum sem carne de peixe ou carne de ave, fiquei indignado e perguntei ao proprietário:

– Por que você chama esses sanduíches de naturais?

Ele titubeou uma eternidade antes de encontrar uma resposta. Não ajudei. Fiquei parado olhando-o nos olhos e, de quando em vez,

---

10 **Esclarecimento aos leitores de Portugal:** *anta* no Brasil é gíria para designar uma pessoa parva. Na verdade, refere-se a um animal, também conhecido como tapir, que não tem nada de estúpido.

Esclarecimento aos leitores do Brasil: *anta* em Portugal é um monumento sepulcral pré-histórico, também conhecido como dólmen.

erguendo inquisidoramente as sobrancelhas. Finalmente, gaguejando, respondeu:

– É... é porque são feitos com pão integral[11].

O argumento era absolutamente irracional. Mas o Q.I. do interlocutor não alcançaria se fosse tentada uma discussão mais lógica. Em virtude disso, fiz de conta que aceitei a explicação. Contudo, não pude deixar de questionar mais uma coisinha:

– Então, se eu lhe pedir um queijo-quente[12] com pão integral ele não é natural por ser de queijo? Ou ele é natural por ser de pão integral?

Recomendo que o leitor torre a paciência de todos os fornecedores que tenham sanduíches ditos naturais com carne de peixe ou carne de ave, até que eles entendam o absurdo ou simplesmente se cansem e mudem o nome desse engodo. Afinal, se pode ter carne de peixe ou carne de ave, por que não pode levar carne de vaca, de porco ou de camarão? Aliás, já encontrei sanduíche natural de presunto...

Há algumas décadas, um célebre campeão mundial de surfe e asa-delta, abriu uma barraquinha de sanduíches naturais em São Conrado, no Rio de Janeiro. Depois, mudou-se para a Barra. Logo que ele inaugurou o estabelecimento, foi entrevistado por uma radialista. No meio da conversa ela perguntou:

– Você tem sanduíches naturais de quê?

---

11 Quer dizer que o pão integral não é industrializado? E, por acaso, aquilo que as indústrias chamam de pão integral não é pão comum levemente escurecido com algum corante? Mesmo que o pão fosse mesmo integral e, além disso, fosse mesmo natural, o recheio não teria que ser também natural? E eu não poderia fazer um sanduíche natural com um pão branco que eu tivesse feito em casa por processo natural? Todas estas são questões filosóficas muito complicadas, que pretendo apresentar no próximo Simpósio Internacional de Filosofia Abstrata.

12 Queijo-quente é um tipo de sanduíche que só sai bem-feito no Rio de Janeiro. Em São Paulo quase ninguém sabe fazer. É estranho, pois são dois estados fronteiriços e, apesar disso, a máquina de fazer queijo-quente em mais de meio século não atravessou a fronteira, a não ser nas lojas da rede carioca de lanchonetes Bob's e mais uma ou outra. A máquina consiste em comprimir entre duas chapas quentes o sanduíche já montado, aquecendo tudo junto, pão e queijo. Os demais estabelecimentos de Sampa seguem o inamovível paradigma de colocar o queijo na chapa até derreter e depois ajeitá-lo entre duas fatias de pão frio. Não conseguem compreender que não é assim que se faz. Curioso, fui consultar as indústrias paulistas que fabricam equipamentos para lanchonetes e descobri que todas produziam a máquina de queijo-quente. O mistério crescia. Se fabricam é porque alguém compra. Mas se compram, como não há em parte alguma? Fui mais a fundo. Desvendei o enigma: as fábricas de São Paulo só vendiam esse equipamento para as lanchonetes do Rio!

60 MÉTODO DE BOA ALIMENTAÇÃO

E ele respondeu:

– De ricota com cenoura, de frango e de atum[13].

Ao que a jovem questionou:

– Mas Fulano! De frango? ·

E ele respondeu com uma pérola da sabedoria naturéba:

– Ué, frango não está aí na natureza?

COMIDA INTEGRAL

Aqui, nós temos que considerar dois aspectos.

Primeiro, a maior parte das coisas que são vendidas como integrais não o é. Veja o caso do pão integral. Aquele pão fofinho, leve e macio que você encontra nos supermercados não é integral. Ele pode conter alguma percentagem de farinha integral, digamos, 5%. Alguns fabricantes salpicam grãos por cima da casca para convencer o freguês, mas, por dentro, a quantidade desses grãos é ínfima ou inexiste.

Segundo aspecto da questão é que os integrais são mesmo melhores para a saúde, porém, isso não tem nada a ver com comer carne ou não comê-la. Vegetarianismo não tem nada a ver com comida integral. Isso é modismo ocidental contemporâneo. Começou timidamente na década de 1960 e tomou impulso na de 70. Nos anos de 1980 ficou popular e começou a falsificação. A partir de 2000, fiquemos mais lúcidos e independentes de doutrinações, sejam elas de seitas alimentares irracionais, sejam elas do marketing das indústrias que querem vender seus produtos.

A Índia, que é o berço do vegetarianismo e a maior nação vegetariana do mundo, quando lá fui por 25 anos, não tinha arroz integral. Essa foi minha pasmada constatação quando morei num mosteiro dos Himálayas. A comida não tinha nada de marrom, não era integral e não tinha gosto naturéba. Era colorida, aromática e temperadíssima[14]!

---

13 É bom saber que quem come atum está comendo golfinho. É que na pesca de atum, vários golfinhos ficam presos nas redes e, é claro, não são desperdiçados.

14 Marinheiro de primeira viagem, meio garotão, fui consultar o Monge Superior do Shivánanda Ashram a esse respeito. Perguntei: *"Como é que o Swámi Shivánanda escreveu em seus livros*

Certa vez, numa das minhas muitas viagens à Índia, levei um grupo de instrutores de Yôga do Brasil, Argentina e Portugal. Um dos participantes, vendo que o arroz servido era refinado, chamou o garçom e pediu:

– Leve este arroz e traga-me arroz integral.

O solícito empregado não discutiu. Levou o arroz branco e trouxe outro igual. O ocidental reclamou:

– Isto aqui não é arroz integral. Olha, meu filho, eu quero arroz integral, compreendeu? Arroz in-te-gral!

E o garçom, humilde:

– Mas o arroz está inteirinho. Eu mesmo ajudei o cozinheiro a catar só os grãos que não estavam quebrados.

Parece anedota, mas é verdade. A questão é que na Índia, até então, nunca se havia escutado falar de arroz integral ou pão integral. Atualmente, em alguns estabelecimentos para turistas você já consegue encontrá-los.

Logo, esse estereótipo de que você precisa comer alimentos integrais só porque pratica Yôga ou só porque é vegetariano não tem fundamento.

Por outro lado, não confunda o que este autor afirmou. Ninguém questiona que **o alimento integral é melhor que o refinado**.

---

que devemos reduzir os temperos e a comida aqui é tão condimentada?" O monge respondeu, laconicamente: "Tudo que é demais não é aconselhável." E eu fiquei com a minha dúvida pairando no ar. Só quando saí do mosteiro, viajei pelo país e fui comer nos restaurantes normais é que compreendi. A culinária indiana legítima é tão superlativamente condimentada que o que eles chamam de reduzir os temperos seria elaborar uma comida um milhão de vezes mais temperada e ardida que a nossa pobre, insípida, gororoba ocidental.

Alguns princípios da alimentação inteligente[15]

*Chamamos **veneno** ao que nos mata rapidamente;*
*e **alimento**, ao que nos mata a longo prazo.*
DeRose

- Elimine a ingestão de qualquer tipo de carnes, até mesmo carne de frango, carne de peixe, carne de crustáceo etc.
- Exija sempre alimentos orgânicos, certificados.
- Evite a soja, sempre que puder.
- Não misture sal com açúcar na mesma refeição.
- De preferência, não use nem o sal nem o açúcar. Procure reduzir esses dois impostores. A redução drástica do sal ajuda muito o aumento de flexibilidade. O sal também torna a pessoa menos sensível, cortando as percepções sutis.
- No lugar do sal, introduza salsão (que dá um gosto salgado[16]), curry, cardamomo, orégano, cominho, pimenta malagueta, garam masala, gengibre e outros temperos.
- Não misture frutas ácidas com frutas doces.

---

15 Os capítulos que se referem à alimentação foram revisados e supervisionados pela Engenheira de Alimentos Fernanda Neis.

16 Coloque o salsão (aipo) picado para cozinhar em um litro de água por mais de uma hora. Retire o salsão e utilize o caldo para cozinhar os demais alimentos. Se ficar muito salgado ou muito picante para o seu gosto, é porque você colocou demais.

- Evite líquidos às refeições e só os tome meia hora antes ou meia hora depois. (Quando convidados a comer, os índios guaranis da Argentina costumam responder: "Obrigado. Já bebi.") Longe das refeições, beber muita água mineral.

- Faça rodízio das marcas de água mineral.

- Use água mineral ou, melhor ainda, água destilada até para chás e para cozinhar os alimentos.

- Não jogue fora a água que sobrar do cozimento de legumes. Ela é rica em sais minerais e pode ser usada para cozinhar outro alimento como, por exemplo, o arroz. Além da vantagem nutricional, o outro prato fica mais saboroso.

- Restrinja o uso de maioneses, ovos, creme de leite, manteiga e gorduras de origem animal, bem como quaisquer outras que fiquem em estado sólido sob temperatura ambiente.

- Em algumas receitas, o creme de leite pode ser substituído por iogurte (mas não fica tão bom); noutras, por pasta de gergelim (tahine).

- Reduza os laticínios ao mínimo possível. Mas não os elimine!

- A manteiga, quase sempre, pode ser substituída por azeite de oliva extra-virgem, extração mecânica, a frio. Sempre que possível, o azeite não deve ir ao fogo.

- O estado do seu prato pode indicar o grau de limpeza ou sujeira que a comida produziu no seu organismo. Se o prato estiver tão limpo que não precise ser lavado, seu corpo também estará limpo por dentro. Se o seu prato precisar de detergente e água quente para ficar limpo, imagine o estado dos seus órgãos internos após digeri-la.

- Adote especiarias, pois, além de realçar o sabor, ajudam a digestão, auxiliam a processar gorduras, beneficiam o fígado, vesícula, intestinos, dão vitalidade, aumentam a energia sexual e tonificam todo o organismo. São elas: gengibre, cravo, canela, orégano, cominho, tomilho, açafrão, coentro, curry[17], noz-moscada, cardamomo, manjerona, manjericão,

---

17 Vale a pena informar que o curry é considerado bom para a prevenção do câncer, mas, por outro lado, é melanotóxico e deve ser evitado por quem tem vitiligo.

turmeric (cúrcuma) com pimenta preta, salsa e cebolinha, alho, cebola e mais umas quarenta variedades que se encontram com relativa facilidade nos supermercados.

- Adote fibras, alimentos integrais, lêvedo de cerveja, ginseng, alho. Cuidado para não brindar seus amigos com o bafo de alho. A melhor coisa é engolir cápsulas de óleo de alho desodorizado ou dentes inteiros de alho à noite, antes de dormir. Assim, pela manhã você já processou e eliminou uma boa parte do "*odor-afugenta-parceiro*". Aí, escove os dentes, tome um banho, coma alguma coisa e, para garantir, saia de casa mascando cravo ou cardamomo!

- Elimine as panelas de alumínio. Adote as de vidro, ferro, aço, ágata, barro, pedra etc. Evite as películas antiaderentes: há uma séria suspeita de que sejam cancerígenas.

- Olhe e *veja* o alimento. Não o ingira lendo ou distraindo-se com outra coisa. Você vai notar que o alimento passará a dar mais prazer e satisfará mais com menos quantidade.

- A monodieta é curativa e faz perder peso. Consiste em comer uma coisa só. Alimentos compostos, é claro, estão fora deste conceito. Pizza, por exemplo, não é uma coisa só, pois leva uma quantidade de ingredientes. Monodieta é alimentar-se durante um dia ou alguns dias só com mamão, só com banana, só com manga, só com batata, só com arroz etc. Não vale regar com azeite ou manteiga. Tampouco colocar pimenta e outros artifícios. É mono mesmo. Mas cuidado para não exagerar, pois é inquestionável que **a monodieta deixa o corpo carente de nutrientes**. É para fazer por um período curto e depois parar.

- Consulte sempre o seu médico.

- Peça ao seu nutricionista para lhe elaborar uma dieta balanceada, baseada nestes princípios.

- Fuja do fanatismo e das esquisitices. Seja uma pessoa integrada e bem ajustada à família, aos amigos, aos colegas de trabalho e à sociedade como um todo.

Nossa recomendação é sempre evitar o fanatismo. Mas onde fica a fronteira entre o fanatismo e a seriedade? Para dedicar-nos a alguma coisa com seriedade é preciso um coeficiente de determinação que os não comprometidos com o mesmo ideal geralmente tacham de fanatismo. Só o bom senso de cada um poderá julgar. O importante é não chatear as pessoas com as nossas excentricidades. Aliás, quanto menos elas ficarem sabendo, melhor. Assim, você evita que o considerem um eco-chato.

Mais uma observação sobre os laticínios

Devemos consumir o mínimo possível de laticínios. Contudo, não podemos eliminá-los, pois nos proporcionam elementos nutricionais que fariam falta e sua restrição nos tornaria reféns da indústria farmacêutica ao criar a dependência dos suplementos alimentares. Poucas cidades do mundo nos oferecem variedade de alimentos orgânicos que nos permitam eliminar 100% os laticínios e preservar uma boa nutrição, sem fazer da nossa vida uma ciranda obsessiva em torno de comida. Além disso, não utilizar nenhum laticínio (nem ovos) em vez de nos integrar, como é nossa proposta comportamental, complicaria nossa integração na sociedade, dificultando as relações familiares, profissionais e as de amizade.

Se quiser saber mais

Como respaldo à tese exposta neste livro, recomendamos os seguintes documentários:

- *The truth about meat*, da BBC Earth
- *What the health*.
- *Forks over knives.*
- *Cownspiracy*.
- *Terráqueos*.
- *A carne é fraca*.

Sugestões de pratos sem carnes

de qualquer espécie

(nem carne de frango, nem carne de peixe, nem carne de crustáceo etc.)

Todas as sugestões que se seguem devem ser bem temperadas com as especiarias já citadas: orégano, cominho, coentro, noz-moscada, tomilho, gengibre, cardamomo, açafrão, curry, páprica, louro, salsa, cravo, canela, manjericão, manjerona, masala, kummel, sem mencionar a cebola e o alho. Usar azeite de oliva virgem ao invés de manteiga. Evitar vinagre.

Sopas, soufflés e assados: de ervilhas, palmito, aspargos, legumes em geral, cebola, couve-flor, milho, champignon, queijo, beterraba com creme de leite, lentilha com batata cortada etc.

Legumes à milanesa, empanados, doré, au gratin: couve-flor, palmito, cenoura, enfim, todos os legumes (sempre orgânicos) separadamente ou em combinações tais como batata com cebola, aspargo com champignon e todas as possibilidades imagináveis.

Farofas: brasileira autêntica (cebola, azeitona, pimentão, tomate, salsa), ou de ovo com azeitonas, passas com ovos, só com cebola, ou azeitonas com cebolas refogadas, ou ainda de banana etc.

Feijões (desde que cozidos sem carne-seca, torresmo/bacon, paio nem caldo de carne de galinha, de boi, de peixe ou de qualquer outro bicho morto): preto, manteiga, fradinho, azuki, lentilha e tantos outros.

Arroz (branco ou integral): com ervilhas, com cenoura, com palmito, com azeitonas, com passas, com queijo.

Massas: ao pesto, ao alho e óleo, ao suco de tomate, ao catupiry, ao tahine, ao creme de leite com cebolas refogadas, molho rosé com palmitos tenros, molho branco com champignons, ou com os molhos mais variados, ou com queijos diversos ao forno.

BOLINHOS FRITOS OU ASSADOS: de arroz, milho, couve-flor, aipim, petit-pois, cenoura, batata, e mais uma infinidade de legumes, cereais, raízes etc. sempre orgânicos. Mas evite as frituras.

QUIBE SEM CARNE: de triguilho com abóbora, com cenoura, com grão-de-bico, com espinafre, com ervilha e tudo que se queira experimentar. Podem também ser recheados com queijo, com cebola etc.

EMPADAS, CROQUETES, BARQUETES, PASTÉIS E EMPADÕES: de cebola, de cenoura, de palmito, de champignon, de aspargos, de legumes em geral, do que você tiver em casa!

OMELETES: usamos pouco ovo, mas se não houver mais nada no hotel ou restaurante ou se o cozinheiro não tiver tempo, apelamos para uma omelete de cebola, palmito, queijo, azeitonas, legumes diversos, couve-flor, salsa com cebola, tomate com qualquer outra coisa, milho, *fines herbes*, espanhola sem carne (azeitona, pimentão, salsa, tomate e legumes) etc.

PIZZAS: o que você quiser colocar sobre a massa da pizza fica sempre muito bom. Vamos, dê asas à imaginação!

SANDUÍCHES: com ciabata torrada (imbatível), baguete, croissant, brioche, focaccia, pão árabe, pão italiano, de milho, com um, dois ou três andares de pasta de ovo e azeitonas; alface e tomate; tomate e queijo; pasta de cebola com creme de leite; cenoura cozida com tahine; saladas diversas com maionese; algum legume batido no liquidificador com salsa, azeitona, cebola e creme de leite; e todas as experiências que você quiser fazer. Menos aquele famigerado sanduíche *natural* que de natural só tem o nome.

SALADAS DIVERSAS: bom, você já sabe que última coisa a oferecer a um vegetariano é salada, não sabe? Então, se fizer uma salada, esmere-se para arquitetar algo realmente saboroso, colorido, bonito, cheiroso e bem decorado. Jogar umas verduras em cima da travessa não é maneira de servir uma salada. E nada de temperá-la com limão e vinagre sem consultar os comensais.

Nas receitas deste livro não há nenhuma salada, para acabar com essa mania de que se é vegetariano tem-se que lhe oferecer essa famigerada.

Receitas

O objetivo desta obra não é ser um livro de receitas. No entanto, dar ao leitor algumas sugestões não haverá de comprometer o escopo principal, que é a conscientização de um bom sistema alimentar. Neste capítulo vou dar uma ideia do que nós, os não carnívoros, comemos.

Frequentemente sou convidado a provar algumas destas receitas, preparadas por pessoas que declaram tê-las seguido à risca e o resultado tem sido diferente. A mesma receita levada a efeito por várias pessoas resultou em pratos absolutamente estranhos e sem nenhuma semelhança uns com os outros. Portanto, preciso advertir para o fato inegável de que se o leitor não tiver conhecimentos mínimos de culinária, ou não tiver talento, ele pode até tentar seguir a receita, mas o resultado não será tão saboroso.

Outra situação que nos persegue é o estereótipo de que comida vegetariana tenha que ser naturéba ou contaminada pela macrobiótica. Quantos e quantos leitores agarraram estas receitas e deturparam nossa proposta, acrescentando soja, ou tofu, ou shoyu, ou açúcar mascavo, ou qualquer outro devaneio do modismo ocidental contemporâneo... Por favor, não faça isso! Vídeo: derose.co/alimentacao8a

Lembre-se: se ficou marrom, se ficou feio, se ficou sem um excelente sabor, quem preparou o prato provavelmente não tem talento culinário ou não seguiu a receita à risca, ou seja, não assimilou a proposta deste livro.

Receitas do Autor

Sopa de Pedra

Tempo de preparação: cerca de 5 minutos.

Ingredientes:

uma pedra limpa;
água mineral;
alguns temperos.

Histórico

Conta a tradição popular que um dia um viajante faminto bateu à porta de uma residência e perguntou se havia algo com que pudesse matar sua fome. O dono da casa disse que não tinha nenhuma comida. Então, o viajor perguntou se poderia apenas utilizar seu fogão para fazer uma sopa de pedra, para a qual só precisaria de uma pedra e água. Sem ter como furtar-se a uma solicitação tão simplória e também com uma pontinha de curiosidade, o morador concordou. O forasteiro lavou bem uma pedra do quintal, colocou a água e deixou esquentar. Provou e disse:

— Está sem sal. O senhor pode me ceder um pouco de sal?

E assim, colocou o sal. Provou outra vez e declarou:

— Agora acho que precisa de uma pimentinha.

Deixou ferver um pouco e, provando novamente, exclamou:

— Hmm! Preciso de uns dentes de alho...

E depois:

DeRose

– Creio que se puser uma cenoura vai ficar com melhor sabor.

E dessa forma, passo a passo, terminou por elaborar uma substanciosa sopa que lhe matou a fome, sem que o sovina residente pudesse negar os ingredientes.

Bem, a nossa sopa de pedra não leva os ingredientes nutritivos. Aproveita apenas o conto popular para sugerir uma sopa quase sem calorias, mas que satisfaz o apetite.

MODO DE PREPARAR:

Ponha a água mineral numa panela e deixe ferver. Desligue o fogo e adicione uma dose generosa de condimentos variados. Está pronta a sua sopa de pedra. Não tem praticamente nenhum valor nutritivo, mas repõe sais minerais e pode vir a ser saborosa. É ideal para regimes de emagrecimento, desde que tomada sem exagero. O sal não deixa cair a pressão e a temperatura do líquido ajuda a preencher alguma eventual carência emocional relacionada com tomar um alimento quentinho. Procure variar nas especiarias. A pedra? Bem, a pedra não serve para nada.

SOPA DE CONDIMENTOS

TEMPO DE PREPARAÇÃO: CERCA DE 10 MINUTOS

INGREDIENTES:

cebola;
tomate;
champignon;
folhas de coentro;
manjerona;
curry;
kümmel;
páprica doce;
gengibre.

MODO DE PREPARAR:

Como a anterior, esta sopa também é rápida, barata e de poucas calorias. A diferença é que alimenta. Pique bem miúda uma boa quantidade de cebolas e um pouco de tomate. Ponha para refogar sem óleo, só com água. Use pouca água. Vá mexendo e controlando a água para que não queime.

Quando a cebola estiver dourada, acrescente champignon cortado e folhas de coentro cortadas. Deixe mais algum tempo refogando, mexendo sempre.

Finalmente adicione as especiarias a gosto. Recomendamos para este prato: manjerona, curry, kümmel, páprika doce, gengibre. Mas use o que quiser.

Neste ponto você acrescenta água suficiente, deixa ferver e, depois que tirar do fogo, azeite de oliva a gosto.

Se quiser, pode adicionar uma pitada (eu disse uma pitada, não exagere!) de germe de trigo e/ou farelo de trigo antes de tirar do fogo. Se achar que não ficou bom, não use.

Desejando fazer, com esta mesma receita, ao invés de sopa, um molho para massas ou sanduíches, basta acrescentar menos água e deixar engrossar.

MOLHO DE TARATUR (À BASE DE TAHINE)

(Tahine é pasta de gergelim que você pode encontrar nos supermercados ou nas lojas de alimentos do Oriente Médio.)

TEMPO DE PREPARAÇÃO: CERCA DE 5 MINUTOS.

INGREDIENTES:

tahine;
água mineral;
limão;
alho;
azeite de oliva.

MODO DE PREPARAR:

Bata no liquidificador umas três colheres das de sopa de tahine, com água mineral. Adicione um dente de alho (se preferir, sem o germe, a tripinha que você encontra no centro do dente, pois é ali que se concentra o olor). Acrescente o sumo do limão e uma boa porção dos temperos. Se estiver muito denso, adicione água. Se ficar líquido demais, coloque mais tahine. Deixe sempre um pouco mais fluido para poder acrescentar o azeite no final, pois este dá liga e endurece o molho. Se quiser, pode acrescentar outros temperos como orégano, cominho, molho de pimenta etc.

Você pode utilizar o molho de taratur para substituir a manteiga no pão, para enriquecer qualquer outro prato cozido ou cru e ainda é uma excelente alternativa para substituir a maionese, bem como o creme de leite nos pratos quentes.

PASHUPATÊ

INGREDIENTES:

leite;
azeite;
condimentos a gosto.

Bata no liquidificador um pouco de leite com curry e açafrão para dar um colorido. Acrescente os temperos exóticos que você conseguir. A cada dia, varie os temperos. No final de tudo, alguns instantes antes de desligar o liquidificador, um dia experimente adicionar azeitonas verdes sem caroço. Noutro dia, manjericão. Noutro, pimenta calabresa. Vá experimentando.

MODO DE PREPARAR:

Vá batendo o leite e os condimentos no liquidificador em velocidade lenta, adicionando lentamente um fio de azeite, continuamente, até que dê liga. Se você parar logo, poderá obter a consistência de uma espécie maionese (e com cor de maionese graças ao curry e ao açafrão) que poderá utilizar para diversos fins. Se continuar batendo, obterá um patê, que pode ser passado em pães, torradas e biscoitos.

Strogonoff DeRose

Tempo de preparação: cerca de 15 minutos.

Ingredientes:

cebolas;
palmito macio;
champignon;
queijo mozzarella, provolone e um terceiro da sua escolha;
molho de tomate;
creme de leite, ou tahine, ou taratur;
orégano;
cardamomo em pó;
noz moscada;
molho de pimenta verde ou vermelha.

Quantidades, a gosto. Se faltar um destes ingredientes, não se aflija. Substitua-o de acordo com o seu paladar e intuição. Culinária também se faz com criatividade e improviso.

Modo de Preparar:

Corte as cebolas em rodelas e ponha para fritar sem acrescentar nenhum tipo de óleo. Vá mexendo sempre para que não queime, mas deixe dourar bem. Introduza o molho de tomate. Depois acrescente um pouco de água, os champignons cortados ao meio e o palmito picado. Que tal um pouco mais de água?

Assim que ferver, baixe o fogo e adicione os queijos. Primeiro os queijos mais consistentes, que demoram mais para derreter; depois os mais brandos, como a mozzarella. Vá mexendo para não grudar. Quando os queijos estiverem derretidos, acrescente as especiarias: orégano, cardamomo, noz moscada e o molho de pimenta. Sal, nem pensar! Desligue o fogo. Sem demora, acrescente o creme de leite. A quantidade de creme de leite fica boa quando os queijos não fizerem mais "fiapos". Se preferir, no lugar do creme de leite coloque tahine.

Se quiser, pode adicionar uma pitada de germe de trigo e/ou farelo de trigo antes de tirar do fogo.

Cada vez que utilizar esta receita varie os condimentos, os queijos e o restante: o strogonoff DeRose tem cerca de 3000 variantes...

Este prato acompanha bem qualquer tipo de legume cozido ou arroz.

BRÓCOLI AFRODISÍACO

TEMPO DE PREPARAÇÃO: CERCA DE 20 MINUTOS.

INGREDIENTES:

brócoli;
gengibre;
alho;
curry;
um tablete de caldo de legumes (biológico) opcional.

O brócoli pode ser substituído por couve-flor ou qualquer outra coisa. Se quiser incrementar, pode acrescentar requeijão ou queijo e creme de leite light. Também pode introduzir outros elementos, tais como palmito tenro amassado para que se incorpore ao legume.

MODO DE PREPARAR:

Coloque mais ou menos um litro de água mineral numa panela e ponha para ferver. Enquanto isso, passe a faca longitudinalmente na superfície de um pedaço grande de gengibre, como se fosse fatiá-lo, mas sem separar as partes. Isso facilitará na hora de retirar a raiz de dentro do prato antes de servir, uma vez que o gengibre é muito fibroso e desejamos apenas que deixe o seu gosto e propriedades energéticas. Depois tire a casca de uns dez ou vinte dentes de alho (conforme a sua preferência) e ponha tudo na água. Não se preocupe, pois o alho cozido dessa forma perde o ardor e não deixa aquele hálito terrível.

Agora é a vez de um tablete de caldo de legumes, se na sua cidade existir algum biológico. Senão, é melhor não usar o industrial. O maior ou menor radicalismo na confecção destes pratos é absolutamente flexível e depende exclusivamente da tendência de cada um. Mas você mesmo pode fazer o seu caldo de legumes em casa, com legumes orgânicos, cozinhando-os em fogo brando e deixando reduzir.

Adicione uma pitada generosa de curry. Se gostar da comida mais picante, acrescente umas gotas de molho da pimenta de sua preferência. Somente então, coloque o brócoli ou a couve-flor. O brócoli estará no ponto em pouquíssimo tempo. A couve-flor requer uns minutinhos a mais. Quando estiver bem macia, estará na hora de tirar do fogo e bom apetite!

FAROFA DE PIRLIMPIMPIM
TEMPO DE PREPARAÇÃO: CERCA DE 5 MINUTOS

INGREDIENTES:

farinha de mandioca torrada;
germe de trigo;
farelo de trigo;
cebola;
tomate;
azeitonas verdes sem caroço ou picadas;
manteiga;
azeite de oliva;
óleo vegetal da sua preferência;
dois ou três tipos de especiarias, a gosto;
se usar ovo, pode acrescentar um ou dois.

MANEIRA DE PREPARAR:

Desta vez, sinto muito, mas sem manteiga não fica a mesma coisa. Coloque a manteiga, o azeite de oliva e o óleo vegetal para esquentar numa frigideira. Quando estiver bem quente coloque a cebola, o tomate e as azeitonas, tudo cortado como você preferir. Em seguida despeje a mistura previamente feita com a farinha de mandioca, o germe e o farelo de trigo. Vá mexendo até bronzear. Antes de tirar do fogo acrescente as especiarias. Sal, não! Depois, se quiser, os ovos.

Com a prática você vai poder alterar a proporção dos componentes para atender ao seu paladar.

Este tipo de farofa pode acompanhar os feijões, os legumes cozidos e as saladas frias. Conheço gente que a devora sem acompanhamento!

BATATAS FRITAS SEQUINHAS

Bem, o ideal é evitar fritura. Mas se você vai fazê-la, pelo menos que suas batatas absorvam menos gordura. O truque consiste em adicionar ao óleo, ainda frio, uma colher das de sopa de álcool de cereais. Depois, proceda normalmente.

Quer mais uma dica? Deixe um palito de fósforo dentro do óleo. Quando a temperatura fizer com que o fósforo acenda, estará ideal para iniciar a fritura. Com a temperatura bem alta, você pode deixar o alimento menos tempo em contato com o óleo, evitando assim que fique muito gorduroso.

Guardar para reaproveitar o óleo da fritura? Tá louco? Você conseguirá uma pequena economia na cozinha e uma grande despesa com a saúde.

MILK SHAKTÍ

Bata no liquidificador um copo de leite de aveia ou de amêndoas com uma banana (tudo orgânico). Pode experimentar pôr uma pitada de cominho, ou de cardamomo, ou uma folhinha de hortelã. Pode variar nos condimentos. Se gostar mais doce, acrescente mel, ou melado, ou maple syrup (sempre orgânico). Vá acrescentando, aos poucos, mais um cubo de gelo, até que a mistura comece a ficar consistente.

ICE CLEAN, O SORVETE NATURAL, INSTANTÂNEO E CASEIRO

Mais uma vez o liquidificador, o leite de amêndoas ou de aveia (orgânico) e o gelo. Adicione alguma fruta doce ou chocolate (orgânico). Se quiser adoçar, o ideal é o maple. A diferença é que você vai acrescentando mais uma e mais outra pedra de gelo aos poucos, até que o liquidificador tenha dificuldade de bater porque congelou a mistura. Se deśejar que fique mais cremoso, adicione mais fruta. O tempo de preparação é de alguns segundos. Sorvete instantâneo, natural e caseiro.

CHAI

O chá indiano é denominado *chai*. Daí vem o nome "chá". Pronuncia-se "*tchái*". Tive o privilégio de introduzir o chai no Brasil em 1975, quando eu trouxe a ideia da minha primeira de muitas viagens à Índia. Durante décadas ele só foi encontrado na nossa escola. Mas em 2009 foi transmitida por uma rede de TV a novela *Caminho das Índias,* que era ambientada naquele país. Daí para a frente, o nosso chai fez um tremendo sucesso e diversas casas de chá passaram a imitar-nos. Mas preciso confessar que não conseguiram fazer um chai legítimo, pois seus proprietários, provavelmente, nunca foram à origem provar o seu sabor e observar a sua cor.

Na Índia, o chai é feito com leite e, eventualmente, com condimentos. Muitas vezes, vi os hindus preparando o chai na rua. É muito simples.

Eles colocam em uma panela sobre o fogo a quantidade desejada de água, para um copo, dois copos etc. Juntam a quantidade de leite que é quase igual à de água. Colocam a erva do chá preto e o açúcar. Quando sobe a fervura, está pronto! Retiram do fogo e servem.

No entanto, o chá preto não deve ferver porque se torna tóxico[18]. Claro que uma leve fervura não faz mal, porém se puder evitar é melhor. Então, sugiro que você coloque a água para ferver antes, desligue o fogo e – só então – coloque a erva do chá preto, o leite e o açúcar. Açúcar branco, é claro! Na Índia nunca vi o tal de açúcar mascavo. Mas se quiser, tome sem adoçar, pois o adoçante artificial é execrável.

Masala tea, ou masala chai, é o que leva especiarias. Existe um composto que se pode encontrar em alguns importadores de condimentos, denominado *tea masala*. Masala (pronuncie "massála") é masculino e significa *blend*. Basta colocar um pouco do pó, a gosto.

---

18 Lenda chinesa: "Nos primeiros cinco minutos o chá liberta os deuses; depois de cinco minutos, libera os demônios."

Ginger tea, ou ginger chai, é feito com gengibre, o qual deve ser cortado em fatia finas ou ralado e posto na água que vai ferver. Nesse caso, deixamos ebulir alguns instantes para retirar o sabor e os princípios ativos do gengibre, antes de prosseguir na confecção do chai.

Para variar e também para dar uma refrescada no hálito, pode-se acrescentar cardamomo. Ou em pó, ou em sementes. Neste caso, retiramos as sementes da palha e esmagamo-las com uma faca ou pilão.

É de bom tom coar antes de servir, a fim de evitar fragmentos do gengibre ou do cardamomo.

Use um tipo de chá preto forte. As marcas inglesas costumam ser as melhores. Os melhores chás ingleses são do tipo Breakfast, Assam e Darjeeling, pois deixam o chai encorpado, com boa cor, aroma e sabor. Os chás pretos sul-americanos não devem ser utilizados porque são muito fracos e têm um sabor bem diferente, em nada aparentado com o do verdadeiro chá preto indiano. No Brasil, os chás indianos ou ingleses são muito caros, mas na Inglaterra e nos Estados Unidos são extremamente baratos. Vale a pena fazer uma viagem para se abastecer.

LEMBRAMOS AO LEITOR QUE ESTE NÃO É UM LIVRO DE RECEITAS

Este é um lívro de conceitos sobre boa alimentação. As receitas estão aqui apenas para dar exemplos de como é fácil você adotar uma alimentação bem saborosa.

A seguir, uma seleção de receitas, enfatizando a boa culinária, enviadas por amigos nossos como colaboração a esta obra.

Índice das receitas enviadas por Renato Aceto

Com a colaboração de Edgardo Caramella, André Mafra e Christopher Kraan
Revisão de Adriana Bairrada, Cláudio Luís Saito Lelli e Vênus Santos

PRATOS ASSADOS
Quiche de abóbora com *roquefort* e melaço picante
Quibe de abóbora com queijo *emmental* e cebola roxa caramelizada
Couve-flor gratinada com damascos e parmesão
Polenta *a la* Edgardo (por Edgardo Caramella)

FINGER FOODS
Chips de batata-doce e mandioquinha ao alecrim e *ketchup* caseiro
Samosa
Bolinho de arroz com provolone
Bruschetta de tomate com manjericão e queijo feta

PRATOS COZIDOS
Moqueca de banana-da-terra com lâminas de amêndoas torradas
Alú gobi (por André Mafra)
Shakshuka
Curry de grão-de-bico e espinafre ao leite de coco

MASSAS
Pasta Mediterrânea (por Christopher Kraan)
Lasanha de abobrinha e tomate seco
Nhoque de mandioquinha na manteiga e sálvia
Spaghetti au poivre vert

SOPAS E CREMES
Creme de couve-flor, cenoura, alho-porró e erva-doce
Dal de lentilhas com iogurte de pimenta
Sopa de feijão com *spicy croutons*
Caldo de legumes e ervas frescas

ARROZ
Arroz *thai* ao *curry* e tamarindo
Risoto de cogumelos trufados
Mjadra com pimenta-da-Jamaica e cebola frita

ANTEPASTOS
Coalhada seca
Hommus
Babaganoush
Caponata

ACOMPANHAMENTOS
Couscous marroquino ao molho de tomate, laranja e passas
Merengue salgado de palmito com *dill*
Chutney de abacaxi com pimenta dedo-de-moça
Salsa de manga com *habanero* chocolate
Salsa pico de gallo

MOLHOS
Molho de tomate condimentado
Molho pesto
Molho *puttanesca*
Molho *bechamel* e *mornay*

QUICHE DE ABÓBORA COM *ROQUEFORT* E MELAÇO PICANTE

Ingredientes
500 g de farinha de trigo
250 g de manteiga sem sal
5 ovos
1 abóbora batã média em cubos de 1 cm³
150 g de queijo *roquefort*
1 xícara de leite
1 xícara de creme de leite fresco
100 ml de melaço de cana

Especiarias
1 colher das de sopa de tomilho desidratado
1 colher das de sopa de pimenta calabresa
Pimenta-do-reino a gosto

Modo de preparo
Para fazer a massa, coloque em uma tigela funda a farinha, a manteiga gelada em cubos pequenos, um ovo e uma pitada de sal. Use as pontas dos dedos para misturar e incorporar os ingredientes. Adicione um pouco de água, se necessário, para unir a massa. Ao invés de homogeneizar totalmente, procure deixar pequenos pontos de manteiga pela massa evitando sová-la. Isso fará com que fique mais crocante.

Cubra-a com filme plástico e leve à geladeira por 30 minutos. Em seguida, abra a massa sobre uma assadeira redonda de 25 cm de diâmetro, pressionando-a com os dedos para espalhá-la pelo fundo e bordas, furando-a várias vezes com um garfo para que não se quebre ao assar.

Pré-aqueça o forno a 180 °C. Leve a massa para assar até que o brilho da manteiga desapareça totalmente, mas não deixe dourar. Envolva os cubos de abóbora em azeite, em outra assadeira, temperando com sal e tomilho, levando ao forno até dourar.

Com um *fouet* misture o leite, o creme de leite e os quatro ovos com uma pitada de sal e pimenta.

Sobre a massa pré-assada, espalhe os cubos de abóbora assados, a mistura de ovos e pequenos pedaços de queijo *roquefort*, nessa ordem. Diminua o calor do forno para 150 °C e leve a quiche para assar por 30 a 40 minutos. Sirva com molho de melaço, misturando-o previamente com a pimenta calabresa e regando-o sobre um pedaço da quiche já no prato.

QUIBE DE ABÓBORA COM QUEIJO *EMMENTAL* E CEBOLA ROXA CARAMELIZADA

Ingredientes
500 g de trigo para quibe
350 g abóbora cabotiá sem casca
500 g de queijo *emmental*
2 dentes de alho bem picado
1 kg de cebola roxa
100 ml de azeite
100 ml de vinagre de maçã
100 g de açúcar
Sal a gosto

Especiarias
1 colher das de sopa de pimenta-da-Jamaica
1 colher das de sopa de páprica picante
1 colher das de sopa de mostarda em grão
Pimenta-do-reino

Modo de preparo
Lave o trigo em água corrente e deixe-o de molho por 1 hora. Drene a água, apertando bem entre as mãos. Descasque e corte a abóbora e cozinhe até ficar bem macia. Depois de cozida, descarte a água.

Toste e macere a mostarda e a pimenta-da-Jamaica para depois misturar ao purê de abóbora e ao trigo, obtendo uma massa firme. Tempere com sal e um pouco de azeite.

Corte as cebolas em plumas. Aqueça o azeite numa panela e refogue as cebolas com o açúcar e o vinagre até ficarem bem macias. Adicione sal e pimenta do reino a gosto.

Unte uma assadeira média com azeite, divida a massa de trigo e abóbora em duas porções e monte uma primeira camada com metade da massa. Em seguida, espalhe toda a cebola e por cima o queijo *emmental* ralado, cobrindo com o restante da massa. Com um garfo, perfure todo o quibe para que possa cozinhar de maneira homogênea.

Regue com azeite ao servir e espalhe algumas sementes de girassol e de abóbora tostadas.

COUVE-FLOR GRATINADA COM DAMASCOS E PARMESÃO

Ingredientes
1 couve-flor grande em floretes
300 g de damasco picado
1 litro de leite
50 g de farinha de trigo
50 g de manteiga
200 g de parmesão ralado
Azeite
Sal a gosto

Especiarias
1 colher das de chá de noz-moscada
Pimenta-do-reino branca a gosto

Modo de preparo
Distribua os floretes de couve-flor em uma assadeira grande deixando espaço entre eles. Regue com azeite, sal e pimenta, misture bem e leve ao fogo preaquecido a 180 °C por 20 minutos.

Aqueça a manteiga em uma panela e adicione a farinha para obter um *roux blanc* (espessante clássico da culinária francesa). Mexa constantemente a mistura para que a farinha possa cozinhar totalmente e ganhar uma coloração dourada clara. Agregue o leite frio aos poucos usando um *fouet* para misturar até obter o molho *béchamel*. Não é necessário deixar muito grosso, pois ainda vai ao forno. Tempere com sal, pimenta e noz-moscada. Confira a receita do molho *béchamel* se houver dúvida.

Retire a couve-flor do forno, regue com o *béchamel*, os damascos picados e o parmesão ralado. Volte ao forno para gratinar. Sirva como acompanhamento.

POLENTA A LA EDGARDO
Receita de Edgardo Caramella

Ingredientes
500 g de farinha de polenta
600 ml de leite
500 g de queijo *gruyère*
150 g de azeitonas pretas picadas
2 ovos
½ kg de tomate cereja
2 berinjelas em cubos
4 dentes de alho negro ou comum picados
2 pimentões vermelhos picados
1 colher das de sopa de azeite
1 colher das de sopa de queijo cremoso ou requeijão
1 colheres das de sopa de parmesão ralado
Sal a gosto

Especiarias
Pimenta-do-reino
Noz-moscada
Curry
Alecrim fresco
Folhas de manjericão ou coentro

Modo de preparo
Aqueça em uma panela uma colher das de sopa de azeite, duas colheres das de sopa de água, o *curry*, a pimenta-preta e o sal a gosto. Adicione as berinjelas e o pimentão mexendo com uma colher de pau para não grudar. Após 10 minutos de cozimento, adicione o alho, os tomates cereja, o alecrim e as folhas de manjericão. Continue mexendo, evitando que os tomates se dissolvam. Retire do fogo, acrescente mais azeite, ajuste o sal e deixe descansar por alguns minutos. Aqueça o leite e tempere com sal, pimenta-do-reino, curry e noz-moscada. Quando o leite estiver prestes a ferver, começe a acrescentar a polenta aos poucos mexendo com a colher de pau até formar uma massa cremosa. Adicione o parmesão ralado, o azeite, o requeijão e os ovos batidos. Misture com um *fouet* até obter uma massa homogênea. Unte uma assadeira com azeite e farinha de polenta crua. Distribua metade da massa na bandeja e cubra com metade do *gruyère* ralado. Adicione o restante da massa e cubra esta segunda camada de polenta com o restante do queijo e as azeitonas pretas picadas. Leve ao forno por cerca de quinze minutos para gratinar. Sirva com a caponata.

CHIPS DE BATATA-DOCE E MANDIOQUINHA AO ALECRIM E KETCHUP CASEIRO

Ingredientes
1 kg batata-doce
1 kg de mandioquinha
1 maço de alecrim fresco
1 cabeça de alho
1 kg de tomates italianos maduros
100 g de açúcar
200 ml de azeite
Sal a gosto

Especiarias
1 colher das de sopa de cominho em grão
½ colher das de sopa de coentro em grão
1 colher das de sopa de páprica picante
1 colher das de chá de sementes de cardamomo
Pimenta-do-reino a gosto

Modo de preparo
Toste o cominho, o coentro e o cardamomo em uma frigideira seca, macerando-os um a um no pilão. Reserve.

Faça um corte em formato de "X" na extremidade dos tomates e coloque-os em água fervente até que a pele comece a soltar. Transfira para uma bacia com água gelada e retire a pele delicadamente.

Pique os tomates em cubos pequenos. Pique e refogue 3 dentes de alho em uma panela com uma porção generosa de azeite. Antes de o alho dourar, acrescente todas as especiarias. Refogue por 1 minuto para depois acrescentar o tomate picado, o açúcar, o vinagre e o sal, deixando-os reduzir até formar uma mistura espessa. Cozinhe por cerca de 45 minutos.

Pré-aqueça o forno em 180 °C. Corte a mandioquinha e a batata-doce em rodelas de 0,5 cm. Transfira para uma assadeira regando com o restante do azeite, sal, os dentes de alho, inteiros e com casca, e os ramos de alecrim. É importante que as rodelas estejam totalmente envoltas no azeite e que não estejam sobrepostas, para não juntar água. Dessa forma, os chips ficam mais crocantes. Deixe assar por cerca de 30 minutos ou até dourarem virando os chips ao final do cozimento.

SAMOSA

Ingredientes

1 ½ kg de batata
1 kg de cebola
250 g de ervilha fresca ou congelada
100 ml de óleo
100 g de açúcar
1 limão
Massa redonda de pastel
Sal a gosto

Especiarias

2 colheres das de sopa de curry
1 colher das de sopa de cúrcuma
1 colher das de sopa de gengibre ralado ou em pó
1 colher das de sopa de coentro em grão
½ colher das de sopa de feno-grego
½ colher das de sopa de cardamomo
½ colher das de sopa de cominho
½ colher das de sopa de pimenta caiena
½ colher das de sopa de mostarda em grão
Coentro fresco a gosto

Modo de preparo

Descasque, cozinhe as batatas e pique-as grosseiramente. Descasque as cebolas e corte-as em plumas. Lave e pique o coentro. Descasque e pique bem o gengibre. Reserve tudo separadamente.

Em uma frigideira seca toste, separadamente, o cominho, os grãos de coentro, o fenogrego e o cardamomo até começarem a estalar e perfumar. Não deixe queimar, pois pode ficar amargo. Coloque as especiarias tostadas em um pilão e macere até transformá-las em pó. Agregue o *curry,* a pimenta caiena e a cúrcuma para obter um *masala* (mescla de especiarias).

Em uma panela funda, aqueça o óleo para refogar o gengibre picado e as sementes de mostarda por 2 minutos. Adicione a cebola e deixe refogar até dourar e adoçar. Acrescente o *masala*, as ervilhas, o açúcar, o limão e o sal para logo em seguida apagar o fogo e juntar as batatas e o coentro fresco. Misture tudo sem que as batatas se desfaçam totalmente. Ajuste o sal e o limão. Corte as massas de pastel em meia-lua. Acrescente o recheio no centro da massa e feche com as duas pontas para formar um triângulo, amassando as bordas com um garfo para vedar bem.

Tradicionalmente, na Índia, os samosas são fritos, mas também ficam incríveis se feitos ao forno, dourados e crocantes.

BOLINHO DE ARROZ COM PROVOLONE

Ingredientes
500 g de arroz branco
250 g de provolone em cubos de 2 cm³
100 g de parmesão ralado
1 cebola picada
6 colheres das de sopa de óleo de girassol
4 ovos
Salsinha fresca a gosto
Sal a gosto

Especiarias
1 colher das de sopa de cúrcuma
1 colher das de sopa de páprica picante
1 colher das de chá de cominho tostado e moído
Pimenta-do-reino a gosto

Modo de preparo
Ferva 1,5 litro de água. Refogue a cebola com metade do óleo até dourar. Acrescente o arroz, refogando-o por um minuto para, em seguida, acrescentar a água e sal. Uma vez que estiver fervendo, tampe e abaixe o fogo. Assim que a água secar, desligue o fogo e deixe o arroz terminar de cozinhar no vapor ainda tampado.

Em uma tigela grande, misture o arroz, o parmesão, os ovos, o restante do óleo e as especiarias, tostando o cominho em uma frigideira seca e moendo em um pilão. Amasse com as mãos, quebrando os grãos de arroz para dar liga.

Faça uma bolinha com uma colherada dessa massa, recheando-a com um cubo de provolone e enrolando-a com as mãos.

Unte uma assadeira com óleo e distribua os bolinhos de arroz sem que um toque o outro. Leve ao forno a 220 °C por cerca de 25 minutos. Se preferir, frite-os em óleo de girassol, usando uma escumadeira e deixando-os sobre papel toalha para absorver o excesso de óleo.

Sirva ainda quente com uma geleia de pimenta ou com o *chutney* de abacaxi que se encontra neste livro.

BRUSCHETTA DE TOMATE COM MANJERICÃO E QUEIJO FETA

Ingredientes
1 pão italiano fatiado
4 tomates italianos maduros
150 g de queijo feta
Folhas de manjericão
1 cebola roxa pequena
1 dente de alho
Azeite
Sal a gosto

Especiarias
Sumagre para polvilhar
1 colher das de chá de pimenta-da-Jamaica
Pimenta-do-reino a gosto

Modo de preparo

Pique os tomates e a cebola em cubos pequenos. Tente cortá-los do mesmo tamanho para dar mais estética ao prato. Desfaça o queijo feta com os dedos para que fiquem em tamanhos diferentes, em contraste com o tomate e a cebola.

Espalhe as fatias de pão italiano sobre uma assadeira, sem empilhar, e regue com um fio de azeite. Leve ao forno a 180 °C, por 5 a 10 minutos, sem deixar que virem torradas, mas de forma que fiquem crocantes.

Junte o tomate e a cebola em um *bowl* e tempere com sal, azeite, pimenta-da-Jamaica e pimenta-do-reino. Reserve.

Quando o pão estiver pronto, tire-o do forno, corte o dente de alho descascado ao meio e esfregue suavemente sobre as fatias de pão. Ponha uma colher da mistura de tomate e cebola em cada fatia, com um pouco do queijo feta esfarelado, polvilhando o sumagre e algumas folhas de manjericão.

Sirva com o pão ainda quente e uma dose extra de azeite.

MOQUECA DE BANANA-DA-TERRA COM LÂMINAS DE AMÊNDOAS TORRADAS

Ingredientes
2 bananas-da-terra cortadas em rodelas grossas
2 pimentões vermelhos em rodelas
1 pimentão verde em rodelas
1 pimentão amarelo em rodelas
2 dentes de alho picado
1 cebola grande em rodelas
200 ml de leite de coco
4 colheres das de sopa de azeite de dendê
2 pimentas dedo-de-moça picada sem sementes
50 g de amêndoas em lasca
Sal a gosto

Especiarias
1 colher das de chá de cominho
1 colher das de chá de coentro em grão
½ colher das de chá de sementes de cardamomo
1 colher das de chá de páprica picante
1 colher das de chá de pimenta calabresa
Coentro fresco a gosto picado
Pimenta do reino a gosto moída

Modo de preparo

Toste as amêndoas em lasca em uma frigideira seca e reserve.

Toste separadamente o cominho, o coentro e o cardamomo e depois moa todos juntos em um pilão.

Aqueça o azeite de dendê em uma panela *wok*, refogue a cebola e depois o alho. Acrescente as especiarias, a pimenta-dedo-de-moça e mexa até perfumar. Adicione os pimentões e o tomate, tampe e deixe cozinhar por 15 minutos mexendo de vez em quando, mas sem desmanchar os legumes. Junte o leite de coco.

Distribua as rodelas de banana-da-terra por toda a panela, tampe novamente e deixe cozinhar por mais 10 minutos, mexendo suavemente de vez em quando. Destampe e cozinhe por mais 5 a 10 minutos para reduzir o caldo.

Misture metade do coentro picado e o suco de limão. Sirva com o restante das folhas de coentro e as amêndoas por cima.

DeRose

ALÚ GOBI (EM GRAFIA INGLESA *"ALOO" GOBI*)
Receita de André Mafra

Ingredientes
1 kg de batata
1 couve flor grande
6 colheres das de sopa de óleo de girassol
½ kg de tomate maduro picado
6 dentes de alho
4 cebolas cebola picada
2 pimentas dedo-de-moça

Especiarias
2 colheres das de sopa de *curry*
1 colher das de sopa de cominho
1 colher das de sopa de gengibre ralado
½ colher das de sopa de pimenta-do-reino
½ colher das de sopa de fenogrego
½ colher das de sopa de cúrcuma
Coentro fresco a gosto

Modo de preparo
Coloque óleo em uma panela funda e quando estiver quente acrescente o fenogrego para dourar. Junte o alho, o gengibre ralado e a pimenta dedo-de-moça. Quando levemente escurecer, acrescente a cebola e doure até quase desmanchar para, em seguida, adicionar o tomate, deixando-o apurar.

Toste a pimenta-do-reino e o cominho separadamente, para depois moê-los e acrescentá-los ao molho junto à cúrcuma obtendo um *masala* úmido. Diminua o fogo e deixe apurar um pouco mais.

Cozinhe, descasque e pique as batatas. Cozinhe a couve-flor em floretes pequenos no vapor.

Com o *masala* pronto agregue a couve-flor para terminar de cozinhá-la ao molho. Junte as batatas e mexa para impregnar os novos ingredientes ao molho. Finalize com coentro fresco picado.

SHAKSHUKA

Ingredientes

2 ovos
4 tomates maduros picados
1 dente de alho picado
2 colheres das de sopa de azeite
Salsinha ou coentro fresco a gosto
Sal a gosto

Especiarias

1 colher das de sopa de qualquer mistura clássica de *especiarias (baharat, berbere, 7 spices, 5 spices, panch phoron, curry, garam masala)*

Modo de preparo

Aqueça uma panela pequena com azeite e refogue o alho. Acrescente os tomates, as especiarias, sal e um pouco de água. Tampe e deixe ferver por dez minutos em fogo baixo, mexendo de vez em quando.

Quando obtiver um molho espesso e perfumado, quebre os dois ovos inteiros dentro do molho, delicadamente para não quebrar a gema. Tampe novamente e deixe cozinhar até que a clara fique firme, mas deixando o interior da gema levemente mole.

Desligue o fogo e sirva com a salsinha ou o coentro fresco ainda na panela acompanhado de pão torrado.

Dica: incremente seu molho com pimentão vermelho, outras especiarias e ervas. Use a receita como base para explorar sua criatividade.

CURRY DE GRÃO-DE-BICO E ESPINAFRE AO LEITE DE COCO

Ingredientes

300 g de grão de bico
1 maço de espinafre desfolhado
2 kg de tomate italiano maduro
200 ml de leite de coco
1 cebola picadas
2 dentes de alho picados
2 colheres das de sopa de gengibre bem picado
1 pimentão amarelo picado
1 colher das de sopa de amido de milho
4 colheres das de sopa de óleo de girassol
2 colheres das de sopa de óleo de gergelim torrado
Coentro fresco a gosto
Sal a gosto

Especiarias

2 colheres das de sopa de *curry*
1 colher das de sopa de *garam masala*
1 colher das de sopa de mostarda em grão
1 colher das de sopa de cúrcuma

Modo de preparo

Coloque o grão-de-bico de molho, de um dia para o outro. Descarte a água, e cozinhe na pressão por 25 minutos, ou até ficar bem macio, sem desmanchar.

Ferva uma panela com água para tirar a pele do tomate, lavando e cortando um "X" no ápice de cada um. Ferva-os por cinco minutos e depois transfira-os para uma bacia com água gelada para poder retirar a pele. Corte-os ao meio e retire a parte branca para processá-los em seguida.

Aqueça uma panela funda com o óleo de girassol e gergelim para refogar o gengibre e as sementes de mostarda por dois minutos. Acrescente o pimentão e a cebola e refogue por mais cinco minutos, para depois juntar as folhas de espinafre e o alho picado. Assim que murchar, acrescente o restante das especiarias, o tomate processado, o leite de coco e sal. Deixe cozinhar por pelo menos 20 minutos.

Se estiver muito líquido, acrescente o amido de milho para engrossar e dar textura. Acrescente o grão-de-bico cozido, ajuste o sal e deixe ferver por mais dez minutos.

Sirva com folhas de coentro e um fio de óleo de gergelim.

PASTA MEDITERRÂNEA
Receita de Christopher Kraan

Ingredientes

500 g de *penne rigatte*
500 g de berinjela
500 g de abobrinha
150 g de azeitona preta sem caroço bem picadas
1 maço de manjericão fresco
250 g de tomate cereja
500 g de um queijo firme em cubos de 1 cm
100 ml de azeite extravirgem
Sal marinho ou rosa a gosto

Especiarias

2 colheres das de sopa de *curry*
1 colher das de chá de pimenta caiena
2 colheres das de sopa de *tandoori masala*
1 colher das de chá de coentro em grão tostado e moído

Modo de preparo

Em uma panela, cozinhe o macarrão em água fervente com sal e um fio de azeite para dar aroma à massa. Dica: exagere na quantidade de água e sal, isso evita que o macarrão grude, e só coloque a massa quando a água estiver fervendo, nunca antes.

Aqueça bem uma frigideira larga em fogo alto, adicione um pouco de óleo de girassol ou milho e acrescente as berinjelas. Doure-as sem adicionar sal, caso contrário, ela solta água. O ideal é selar do lado de fora, mantendo sua umidade por dentro. Reserve em um *bowl* grande.

Faça o mesmo com as abobrinhas e com os tomates cereja inteiros, separadamente (os tomates, refogue por apenas um minuto para que eles não desmanchem). Refogue as azeitonas e as especiarias juntas com um fio de azeite. Misture todos os vegetais no *bowl*.

Juntes os legumes salteados com a massa cozida, as folhas de manjericão, os cubos de queijo e um pouco mais de azeite. Misture de forma a não quebrar os tomates. Este prato fica ótimo servido quente ou frio.

Lasanha de abobrinha e tomate seco

Ingredientes

½ kg de farinha de trigo comum
5 ovos
1 litro de molho de tomate condimentado (ver receita)
1 litro de molho *béchamel* ou *mornay* (ver receita)
2 kg de abobrinha
½ kg de mozarela ralada
250 g de parmesão ralado
Salsinha fresca a gosto
Azeite
Sal a gosto

Especiarias

1 colher das de chá de pimenta caiena
1 colher das de sopa de cúrcuma
1 colher das de sopa de páprica doce

Modo de preparo

Peneire a farinha com um pouco de sal e misture bem. Quebre os ovos, um a um, em outro recipiente, em caso de haver algum estragado. Junte-os a farinha e vá mesclando os ovos fazendo sempre movimentos circulares, no mesmo sentido. Uma vez que a farinha foi totalmente incorporada, amasse com as mãos sobre uma superfície lisa e limpa, sovando bastante, até obter uma massa homogênea. Se necessário, acrescente uma colher das de água se a massa estiver muito seca. Faça uma bola, envolva com filme plástico e deixe-a descansar por 30 minutos. Divida a massa em três pedaços para abri-las na máquina de macarrão, obtendo duas tiras compridas de cada pedaço, grandes o suficiente para cobrir a assadeira.

Corte as abobrinhas em lâminas de 0,5 cm de espessura e tempere com as especiarias, sal e azeite. Unte uma assadeira com um fio de óleo para assá-las por dez minutos, a fim de que estejam macias, mas ainda crocantes.

Aqueça uma panela grande com bastante água e uma colher das de sopa de sal. Separe uma assadeira com água gelada. Cozinhe as tiras da lasanha por alguns segundos, somente para cozinhar os ovos da massa, e transfira para água gelada, para cessar o cozimento.

Monte a lasanha em camadas de molho vermelho, massa, molho branco, queijo, abobrinha, molho vermelho, massa... nesta ordem. Finalize com mozarela e parmesão. Leve ao forno à 180 °C com papel alumínio e deixe cozinhar com por 20 minutos. Retire o alumínio e deixe mais 15 minutos para gratinar o queijo.

Retire do forno e espere dez minutos para cortar. Sirva com salsinha fresca picada e um fio de azeite.

NHOQUE DE MANDIOQUINHA NA MANTEIGA E SÁLVIA

Ingredientes
1 kg de mandioquinha
1 xícara de farinha de trigo
2 gemas
1 maço de sálvia
150 g de manteiga
200 g de parmesão ralado
Sal a gosto

Especiarias
Noz-moscada a gosto
Pimenta branca moída a gosto
½ colher das de sopa de cúrcuma

Modo de preparo

Descasque, lave e cozinhe a mandioquinha até ficar macia. Retire da água e passe no amassador de batata enquanto ainda estiver quente.

Em uma tigela, tempere a mandioquinha com sal e a cúrcuma para depois juntar a farinha e as gemas, misturando bem com as mãos. Espalhe um pouco de farinha sobre uma superfície limpa e lisa. Faça rolinhos de 1 cm de diâmetro com a massa e corte pedaços de 2 cm.

Ferva bastante água em uma panela com 1 colher das de sopa de sal. Cozinhe o nhoque em pequenas porções até que subam a superfície, usando uma escumadeira para retirá-los da água, reservando-os sem amontoá-los.

Aqueça uma colher de manteiga em uma frigideira antiaderente e grelhe uma pequena porção de nhoque. Repita isso com toda massa, adicionando uma pouco de manteiga a cada leva e colocando os nhoques prontos em um refratário untado.

Na mesma frigideira, aqueça o restante da manteiga e quando ferver adicione a sálvia deixando-a refogar por alguns segundos. Coloque uma concha de água do cozimento do nhoque para obter um molho espesso, deixando-o reduzir um pouco, para regar o nhoque em seguida.

Leve ao forno para esquentar e sirva com um pouco de pimenta e noz-moscada moída na hora.

SPAGHETTI AU POIVRE VERT

Ingredientes
500 g de *spaghetti*
1 litro de molho *béchamel*
300 g de parmesão ralado
Sal a gosto

Especiarias
2 colheres das de sopa de mostarda dijon
2 colheres das de sopa de pimenta verde em conserva
Pimenta-do-reino a gosto
1 colher das de chá de noz-moscada

Modo de preparo

Aqueça o molho *béchamel* e acrescente a pimenta verde, a mostarda e a noz-moscada. Deixe ferver em fogo baixo. Se estiver muito grosso acrescente um pouco de leite.

Cozinhe o macarrão em água fervente com duas colheres cheias de sal. Retire-o da água antes que seu cozimento esteja completo para terminar de cozinhá-lo na panela do molho.

Desligue o fogo, acrescente o queijo ralado e ajuste o sal e a pimenta-do-reino.

CREME DE COUVE-FLOR, CENOURA, ALHO-PORRÓ E ERVA-DOCE

Ingredientes
1 couve-flor média
3 cenouras
1 talo de alho-poró
1 erva-doce
1 cebola
Azeite
Manteiga a gosto
Sal a gosto

Especiarias
1 colher das de sopa de *curry*
1 colher das de chá de *garam masala*
1 colher das de chá de páprica picante
½ colher das de chá de pimenta caiena

Modo de preparo
Lave todos os vegetais, descasque as cenouras e corte tudo em pedaços grosseiros. Apenas a cebola deve ser picada.

Ferva dois litros de água. Aqueça uma panela funda com azeite e refogue a cebola até ficar transparente. Tempere o refogado com todas as especiarias misturando por alguns segundos. Acrescente todos os vegetais refogando-os de leve para, em seguida, adicionar a água.

Cozinhe até que todos os legumes estejam macios. Use um liquidificador para fazer um creme, batendo todo o conteúdo da panela em levas.

Volte tudo para panela e ferva até adquirir a textura desejada. Ajuste o sal e sirva em *bowls* com um cubinho de manteiga para quem quiser.

DeRose

DAL DE LENTILHAS COM IOGURTE DE PIMENTA

Ingredientes

500 g de lentilha
2 kg de tomate maduro
4 dentes de alho picado
2 colheres das de sopa de gengibre bem picado
6 colheres das de sopa de óleo de girassol ou ghee
500 ml de iogurte caseiro (ver receita de coalhada seca)
2 colheres das de sopa de pimenta sriracha
1 colher das de sopa de açúcar
4 colheres das de sopa de coentro picado
1 limão
Sal a gosto

Especiarias

2 paus de canela
2 folhas de louro
1 colher das de chá de sementes de cardamomo
1 colher das de chá de cravo em pó
1 colher das de chá de assafétida
1 colher das de sopa de cominho em grão
1 colher das de sopa de cúrcuma

Modo de preparo

Deixe a lentilha de molho de um dia para o outro com uma colher das de chá de bicarbonato de sódio. Escorra as lentilhas, passando-as em água corrente, e cozinhe-as em dois litros de água filtrada com as folhas de louro, por dez minutos. Assim, estarão bastante al dente e terminarão de cozinhar no molho. Reserve.

Lave os tomates e corte um pequeno "X" no ápice de cada um. Ferva água em uma panela grande e coloque os tomates até que a pele comece a soltar. Com uma escumadeira, transfira-os para uma bacia com água gelada e retire a pele de cada um, picando-os em cubos pequenos.

Em uma panela funda, aqueça o óleo ou o ghee para refogar o alho, o gengibre, a canela, o cravo, a cúrcuma, o cardamomo e o cominho, estes previamente tostados e moídos em um pilão. Junte os tomates, o açúcar e um pouco de sal. Mexa um pouco para, em seguida, tampar e deixar apurar por 20 minutos aproximadamente (ou até que os tomates de dissolvam), mexendo de vez em quando.

Junte metade do coentro e as lentilhas ao molho e cozinhe até amolecerem, agregando um pouco de água se necessário. Deixe reduzir para obter um caldo espesso. Retire a canela e o louro.

Para fazer o iogurte de pimenta, retire um pouco do soro, envolvendo o iogurte em um pano limpo e colocando-o sobre uma peneira. Rapidamente deve começar a pingar um soro translúcido. Não é necessário que chegue à consistência da coalhada, mas sim de um iogurte grego ao qual será misturado à pimenta Sriracha e um pouco de sal. Deixe, mais ou menos, 1 hora pingando.

Sirva a lentilha quente em um *bowl* com uma boa colherada do iogurte de pimenta, folhas de coentro e gotas de limão.

DeRose

SOPA DE FEIJÃO COM *SPICY CROUTONS*

Ingredientes
500 g de feijão preto
1 cebola picada
2 dentes de alho picado
2 pimentas dedo-de-moça sem sementes
Coentro fresco a gosto
4 colheres de óleo de girassol
Pão de forma
Azeite
Sal a gosto

Especiarias
Lemon pepper a gosto
Orégano a gosto
Pimenta caiena a gosto
1 colher das de sopa de cominho em grão
1 colher das de sopa de coentro em grão
1 colher das de sopa de *curry*
2 folhas de louro

Modo de preparo
Deixe o feijão de molho de um dia para o outro, trocando a água pelo menos uma vez. Descarte a água para cozinha-lo na pressão com as folhas de louro até que estejam bem macios, por cerca de 30 minutos.

Corte o pão de forma em cubos de 1 cm³. Espalhe-os sobre uma assadeira e tempere com o *lemon pepper*, caiena, orégano e azeite. Como a maioria dos *lemon peppers* já contém sal, muitas vezes não é necessário adicionar mais. Prove e ajuste todos os temperos a seu gosto.

Leve ao forno a 150 °C e mexa a cada cinco minutos para assar de forma homogênea e não queimar.

Toste e macere o cominho e o coentro em um pilão até virarem pó.

Aqueça o óleo em uma panela funda para dourar a cebola. Junte o alho, a pimenta dedo-de-moça e as especiarias, misturando bem.

Coloque o feijão cozido na panela, retirando as folhas de louro, para temperá-lo sem deixar ferver.

Bata tudo em um liquidificador para obter uma sopa homogênea.

Devolva à panela, ferva e sirva com o coentro fresco e os croutons.

CALDO DE LEGUMES COM ERVAS FRESCAS

Ingredientes
300 g de batata
2 cenouras
500 g de tomate
200 g de ervilhas frescas
1 maço pequeno de salsinha
1 maço pequeno de sálvia
1 maço pequeno de manjericão
1 maço pequeno de tomilho
Coentro fresco a gosto
2 dentes de alho
3 colheres de sopa de azeite
Sal a gosto

Especiarias
1 colher das de sopa *de tandoori masala*
1 colher das de chá de cúrcuma
1 colher das de chá de gengibre em pó

Modo de preparo

Descasque e lave as cenouras, as batatas e os tomates. Para os tomates, corte um "X" no ápice e coloque-os em água fervente por alguns minutos. Quando a pele se soltar transfira para uma tigela com água fria e tira a pele com as mãos.

Pique todos os legumes em cubos do mesmo tamanho. Lave bem as ervas e faça um *bouquet garni*, atando-as com um barbante.

Aqueça o azeite em uma panela grande para refogar a cebola até ficar transparente. Junte as ervilhas e o alho cortado em fatias finas. Em seguida, agregue as especiarias, a água, o *bouquet garni* e todos os vegetais picados, nesta ordem.

Cozinhe até os legumes ficarem macios. Sirva com coentro fresco picado e um fio de azeite.

DeRose

ARROZ THAI AO *CURRY* E TAMARINDO

Ingredientes

400 g de arroz *thai jasmin*
4 dentes de alho picado
300 g de vagem holandesa
1 cenouras cortadas a tiras finas
1 pimentão vermelho em tiras
2 pimentas dedo-de-moça picadas sem semente
75 g de amendoim torrado sem casca
1 colher das de sopa de gengibre bem picado
Óleo de milho
Coentro picado a gosto
Cebolinha picada a gosto
Sal a gosto

Especiarias

3 colheres de sopa de *curry*
2 colheres de sopa de pasta de tamarindo
2 colheres de sopa de *shoyu*
1 colher das de sopa de cúrcuma

Modo de preparo

Lave o arroz e deixe-o descansar em uma peneira, para secar por completo. Ferva um litro de água, adicione sal e a cúrcuma e cozinhe o arroz em fogo baixo com tampa. Desligue o fogo um pouco antes de terminar seu cozimento, para que termine de cozinhar ao vapor e fique soltinho. Reserve, deixando-o esfriar.

Em uma panela *wok*, aqueça um fio de óleo e salteie a vagem para que fique tostada. Reserve. Acrescente mais um fio de óleo e salteie as cenouras, fazendo o mesmo com o pimentão. Reserve todos os vegetais. Em seguida, refogue o alho, a pimenta dedo-de-moça, a cebolinha e o gengibre, acrescente a pasta de tamarindo, o *shoyu* e o *curry* e refogue por alguns segundos. Junte todos os vegetais a esse refogado agregando sal, se necessário.

Com a panela de vegetais ainda quente acrescente o arroz, mesclando sem quebra-lo, envolvendo-o totalmente com o tempero dos vegetais. Sirva com as folhas de coentro fresco e o amendoim torrado.

RISOTO DE COGUMELOS TRUFADOS

Ingredientes
400 g de arroz arbóreo
1 litro de caldo de legumes
2 colheres de sopa de manteiga sem sal
1 cebola ralada
200 g de *champignon* fresco
200 g de *Portobello* fresco
25 g de *funghi porcini*
4 colheres de sopa de parmesão ralado
1 cenoura
1 tomate
1 folhas de alho-poró
2 dentes de alho
3 talos de salsão
Sal a gosto

Especiarias
1 colher das de chá de estragão desidratado
2 colheres de chá de azeite trufado
Pimenta branca a gosto

Modo de preparo
Lave e hidrate o *funghi porcini* em um *bowl* com um copo de água morna por 30 minutos para em seguida picá-los em cubos bem pequenos. Reserve a água. Aqueça 1 ½ litro de água para fazer um caldo com o tomate, salsão, os dentes de alho a cenoura e o alho-poró. Deixe reduzir até obter mais ou menos um litro de caldo e depois acrescente sal e filtre. Mantenha o caldo quente. Lave gentilmente os outros cogumelos em água corrente e corte-os em fatias de 0,5 cm. Reserve. Em uma panela de fundo grosso, aqueça a manteiga e junte o arroz deixando-o refogar por 2 minutos, envolvendo-o bem com a gordura e mexendo constantemente. Acrescente o *funghi* e refogue-o por mais 1 ou 2 minutos, para depois acrescentar a água no qual foi hidratado. A partir de agora, mexa suave, mas constantemente a panela, de preferência com uma espátula de silicone, fazendo movimentos de baixo para cima, sempre soltando o arroz do fundo da panela. Uma vez que o primeiro caldo seque, adicione uma ou duas conchas de caldo de legumes, os cogumelos frescos, a pimenta moída e o estragão, continuando a revolver o risoto até secar, repetindo novamente até que o arroz esteja quase pronto. O ponto do arroz é levemente al dente. Lembre-se que o arroz continuará cozinhando mesmo depois de desligar o fogo. Assim que apagar o fogo, acrescente uma última concha de caldo, o azeite trufado e o parmesão. Ajuste o sal depois de colocar o parmesão. Sirva imediatamente.

MJADRA COM PIMENTA-DA-JAMAICA E CEBOLA FRITA

Ingredientes

250 g de lentilhas verdes ou marrons
200 g de arroz basmati
4 cebolas médias, cortadas em rodelas
250 ml de óleo de girassol
1 colher das de chá de açúcar
2 colheres de sopa de azeite
400 ml de água quente
Salsinha picada a gosto
Sal a gosto

Especiarias

1½ colher das de chá de pimenta-da-Jamaica
2 colheres de chá de sementes de cominho
1½ colheres de sopa de sementes de coentro
½ colher das de chá de açafrão-da-terra
1½ colher das de chá de canela em pó
Pimenta-do-reino a gosto

Modo de preparo

Aqueça bem o óleo em uma panela e frite as cebolas em porções pequenas até escurecerem e ficarem crocantes. Reserve em um prato com papel toalha.*Atenção para não deixar passar do ponto, pois pode ficar um sabor amargo. Busque por um sabor adocicado.

Deixe as lentilhas de molho por pelo menos oito horas, trocando a água, e depois cozinhe as lentilhas em água fervente por dez minutos para deixa-las *al dente*, escorra. Toste as sementes de cominho e coentro, separadamente, até perfumarem e macere-as juntas em um pilão.

Em uma panela maior aqueça o azeite, adicione o arroz, o açafrão-da-terra, a pimenta-da-Jamaica, a canela, o açúcar, o sal, a pimenta-preta moída e as sementes maceradas. Mexa bem para revolver o arroz com o azeite e os condimentos. Adicione as lentilhas e a água quente. Mexa até ferver, depois tampe e cozinhe em fogo baixo por 15 minutos. Acrescente mais água se necessário, mas não mexa mais. Termine o cozimento no vapor, desligando o fogo e deixando tampado por mais alguns minutos.

Adicione metade da cebola frita e mexa delicadamente com um garfo. Sirva com o restante da cebola e a salsinha picada. Acompanha muito bem uma colherada de coalhada seca, que também se encontra neste livro.

COALHADA SECA

Ingredientes

2 litros de leite integral
1 pote de iogurte natural
Azeite
Sal a gosto

Especiarias

Za'atar
Sumagre
Pimenta-do-reino

Modo de preparo

Em uma panela de fundo grosso aqueça o leite, mas sem deixar ferver. Tampe e deixe esfriar até que esteja morno.

Acrescente o iogurte a temperatura ambiente usando um *fouet* para homogeneizar.

Cubra a panela com filme plástico e envolva-a com uma manta ou toalha, para que o calor seja conservado por bastante tempo. O iogurte estará pronto entre 12 e 16 horas.

Para fazer a coalhada, cubra uma peneira grande com um pano seco higienizado e despeje o iogurte sobre o pano para drenar o soro. Cubra o iogurte com as abas do pano e deixe por no mínimo cinco horas pingado em uma vasilha funda.

Quando estiver consistente, acrescente sal a gosto. Quanto mais tempo deixar, mais firme ficará. Leve à geladeira por 30 minutos e sirva com azeite extravirgem e torradas de pão sírio, polvilhando por cima com alguma das especiarias sugeridas.

DeRose

HOMMUS

Ingredientes

250 g de grão-de-bico
100 g de *tahine*
1 limão espremido
1 dente de alho
100 ml de azeite
Sal a gosto

Especiarias

Pimenta-da-Jamaica ou
Cominho torrado moído ou
Pimenta rosa

Modo de preparo

Deixe o grão-de-bico de molho de um dia para o outro com bastante água e uma pitada de bicarbonato de sódio. Para cozinhá-lo, descarte a água, lave os grãos em água corrente e cozinhe na panela de pressão por 20 a 30 minutos, até amolecer. Reserve um pouco da água do cozimento. Você saberá que o grão-de-bico está no ponto quando se desfizer ao apertá-lo entre os dedos.

Num processador, coloque todos os ingredientes e bata até virar uma pasta homogênea. Se estiver muito grosso adicione um pouco da água do cozimento do grão-de-bico. Ajuste o sal e os outros ingredientes a gosto.

Leve à geladeira por 30 minutos e sirva com azeite e torradas, polvilhando apenas uma das especiarias sugeridas por cima.

BABAGANOUSH

Ingredientes

2 berinjelas[19] médias
100 g de tahine
1 limão espremido
1 dente de alho bem picado
100 ml de azeite
Sal a gosto

Especiarias

Gergelim tostado ou
Coentro tostado e moído ou
Páprica doce ou picante ou
Folhas de coentro fresco

Modo de preparo

Lave as berinjelas e corte as pontas verdes. Espete com um garfo longo para colocá-las diretamente sobre a chama do fogão. Vá virando a berinjela para ela assar de forma homogênea. A ideia é defumá-la até que a casca comece a soltar e a polpa amoleça. Deixe esfriar.

Tire a casca com a ajuda de uma colher e amasse bem a polpa com um garfo para obter uma pasta. Transfira para um *bowl* e misture todos os ingredientes.

Leve à geladeira por 30 minutos e sirva com azeite e torradas, polvilhando uma das especiarias sugeridas por cima.

---

19 **Beringela ou berinjela**. As duas formas existem na língua portuguesa e estão corretas. **Berinjela**, com j, é a forma correta de escrita no português do Brasil. **Beringela**, com g, é a forma correta de escrita no português de Portugal. A palavra berinjela poderá ter sua origem na palavra persa *badndjan*, pelo árabe *bâdinjâna* e chegou a nós pelo espanhol *berenjena*. No Brasil, a palavra originalmente era escrita com g e passou a ser escrita com j após o aprofundamento dos estudos sobre sua origem.

CAPONATA

Ingredientes

1 pimentão vermelho
1 pimentão verde
1 pimentão amarelo
2 cebolas
4 dentes de alho
2 berinjelas
100 g de uva passa branca
200 ml de azeite
100 g de azeitonas verdes picadas
Sal a gosto

Especiarias

Pimenta-do-reino a gosto
1 colher das de sopa de orégano desidratado
1 colher das de sopa de tomilho desidratado
1 colher das de sopa de páprica picante

Modo de preparo

Lave e pique os pimentões, a cebola e a berinjela em cubos de tamanhos semelhantes. Ponha-os em uma assadeira junto com as passas, as azeitonas e os dentes de alho inteiros e com casca.

Tempere com as especiarias, sal e azeite. Se achar que precisa mais de óleo, adicione mais. Revolva bem para que todos os legumes estejam embebidos no tempero.

Leve ao forno pré-aquecido a 180 °C assando por cerca de 1 hora. Retire a assadeira na metade do tempo para revolver os vegetais. O ponto ideal é quando os legumes estiverem bem macios quase como uma pasta. Deixe mais tempo se achar necessário, apenas não deixe queimar.

Ajuste o sal e deixe esfriar. Leve à geladeira por pelo menos uma hora antes de servir.

Couscous marroquino ao molho de tomate, laranja e passas

Ingredientes
250 g de *couscous* marroquino
300 ml de suco de laranja
2 tiras da casca da laranja
50 g de uva-passa branca
1 pimentão vermelho
2 dentes de alho
1 cebola picada
600 g de tomate pelado
Amêndoas torradas
Azeite
Sal a gosto

Especiarias
1 colher das de sopa de páprica picante
½ colher das de sopa de coentro em grão
2 folhas de louro
1 canela em pau
Pimenta-do-reino a gosto

Modo de preparo

Em um *bowl*, misture o couscous com duas colheres de sopa de azeite, uma pitada de sal e outra de pimenta. Amorne o suco de laranja (sem deixar ferver) e regue o couscous para hidratá-lo. Cubra com um pano e deixe descansar.

Toste e macere o coentro em grão. Aqueça quatro colheres de sopa de azeite em uma panela para refogar a cebola e o alho até dourar. Acrescente o coentro, a páprica, o louro e a canela e refogue-os por alguns segundos sem parar de mexer. Junte os tomates pelados picados, a uva-passa e as tiras de laranja, tampe e abaixe o fogo. Deixe cozinhar por 20 minutos mexendo de vez em quando.

Retire as cascas de laranja do molho e deixe amornar. Com um garfo, solte o *couscous* e sirva-o com o molho e as amêndoas torradas quebradas.

DeRose

MERENGUE SALGADO DE PALMITO COM *DILL*

Ingredientes

1 pote de palmito em conserva
250 ml de creme de leite fresco
1 pote de iogurte natural
1 colher das de sopa de vinagre de vinho branco

Especiarias

1 colheres das de sopa de *dill* fresco
Pimenta-do-reino a gosto
Sal a gosto

Modo de preparo

Corte os palmitos em rodelas de 2 cm. Reserve.

Bata o creme de leite fresco para obter um *chantilly* bastante consistente.
*Se bater demais, o *chantilly* vira manteiga. Quando o *chantilly* está no ponto certo, começam a se formar picos firmes de creme na batedeira.

Misture em um *bowl* o iogurte, o vinagre, a pimenta e o sal, e transfira a mistura para o recipiente do *chantilly* com o *dill*, revolvendo delicadamente de baixo para cima com um pão-duro.

Adicione o palmito, revolvendo-o com o creme. Ponha na geladeira por pelo menos 30 minutos e sirva como entrada de um almoço ou jantar.

CHUTNEY DE ABACAXI COM PIMENTA DEDO-DE-MOÇA

Ingredientes

1 abacaxi grande, cortado em cubos de 1 cm
2 maçãs
1 colher das de sopa de gengibre, finamente picado
150 ml de vinagre de maçã
500 g de açúcar
1 pimentão vermelho em cubos pequenos
2 pimentas dedo-de-moça picadas sem semente

Especiarias

1/2 colher das de chá de sementes de *nigella* ou gergelim preto
2 paus de canela
1 anis estrelado
8 cravos
1 colher das de chá de sementes de mostarda

Modo de preparo

Prepare as especiarias, tostando a mostarda e as sementes de *nigella* ou gergelim separadamente e sem queimar.

Descasque e pique o abacaxi, o gengibre, o pimentão, as pimentas e as maçãs. Coloque todos os ingredientes em uma panela funda, leve a fogo médio e deixe ferver até reduzir a uma consistência espessa e coloração dourada ou caramelo.

Prove e ajuste o sal e o açúcar de acordo com sua preferência. Ponha em frascos higienizados para selar enquanto ainda estiver quente para criar vácuo. Pode ficar meses na geladeira.

Experimente a mesma receita trocando o abacaxi por manga e explorando outras especiarias.

SALSA DE MANGA COM HABANERO CHOCOLATE

Ingredientes

1 manga *palmer* picada
¼ de cebola roxa picada
¼ de pimentão vermelho picado
¼ de pimenta *habanero* chocolate bem picada
Coentro fresco a gosto
1 limão espremido
1 colher das de chá de óleo de milho
Sal a gosto

Modo de preparo

Misturar tudo em um *bowl*, ajustar o sal e a pimenta. Servir frio.

SALSA PICO DE GALLO

Ingredientes

3 tomates italianos
1 cebola picada
½ dente de alho bem picado
1 limão espremido
1 pimenta *jalapeño* picada
Coentro a gosto
Azeite
Sal

Modo de preparo

Pique os tomates, a cebola e a pimenta *jalapeño* em cubos do mesmo tamanho.

Misture todos os ingredientes em uma tigela, tempere com azeite, sal, limão e folhas de coentro.

MOLHO DE TOMATE CONDIMENTADO

Ingredientes

1 ½ de tomate italiano maduro
3 dentes de alho picado
1 cebola picada
6 colheres das de sopa de azeite
Sal a gosto

Especiarias

1 colher das de chá de sementes de cardamomo
1 colher das de chá de fenogrego
1 colher das de sopa de cominho em grãos
1 colher das de sopa de coentro em grãos
1 colher das de sopa de páprica picante
Pimenta-do-reino a gosto

Modo de preparo

Retire a pele dos tomates, cortando um "X" no ápice de cada um e colocando-os em água fervente por alguns minutos. Quando a pele se soltar transfira para uma tigela com água fria e retire-a com as mãos. Pique os tomates em cubos pequenos.

Toste separadamente, em uma frigideira seca, o cominho, o coentro e o cardamomo. Macere todos juntos em um pilão.

Aqueça o azeite em uma panela e refogue o fenogrego até dourar. Em seguida, doure a cebola. Junte o alho e as especiarias, refogando-os até perfumar. Adicione os tomates picados e deixe ferver, mexendo de vez em quando.

Cozinhe por pelo menos 30 minutos, para então ajustar o sal e a pimenta.

Use em massas e outras receitas, ou então, congele para ter sempre um molho à mão.

MOLHO PESTO

Ingredientes

2 xícaras de manjericão italiano
½ xícara de *pinoli*
1 xícara de parmesão melhor qualidade
1 dente de alho
1 ½ de azeite
Sal a gosto

Modo de preparo

Triture o *pinoli* em um pilão até transformá-lo em uma farinha fina e reserve. Rale o parmesão da forma mais fina possível. Macere o alho até transformá-lo em pasta.

Macere as folhas de manjericão agregando de pouco a pouco fios de azeite, até transformá-lo também em uma pasta. Junte o *pinoli*, o parmesão, o alho e ajuste o sal, macerando-os mais um pouco até obter uma pasta homogênea.

O verdadeiro pesto é feito no pilão de pedra, mas, se preferir, ponha todos os ingredientes no liquidificador e vá regando com um fio de azeite aos poucos até obter a textura desejada.

Sirva sobre uma massa fresca, uma polenta, ou para temperar uma salada ou um *couscous*. Guarde o pesto na geladeira por até duas semanas em um pote limpo e vedado, ou congele para consumir em até um mês.

Molho *PUTTANESCA*

Ingredientes

6 tomates maduros sem pele
50 g de azeitona chilena picada
25 g de alcaparras
1 pimenta dedo-de-moça picada
4 colheres das de sopa de azeite
3 dentes de alho picado
Sal a gosto

Especiarias

1 colher das de sopa de páprica doce
1 colher das de chá de orégano fresco ou desidratado
Pimenta-do-reino a gosto

Modo de preparo

Aqueça uma panela funda para dourar o alho no azeite, acrescentando, em seguida, a pimenta-do-reino moída na hora, a dedo-de-moça, o orégano, a páprica, as alcaparras e as azeitonas, deixando-os refogar por alguns instantes.

Pique os tomates em cubos pequenos e acrescente-os ao refogado. Cozinhe em fogo médio, tampado, mexendo de vez em quando para não grudar no fundo da panela. Ajuste o sal e a pimenta.

Para servir como um *spaghetti alla puttanesca*, cozinhe a massa até deixá-la *al dente* para terminar seu cozimento dentro do molho fervendo com um pouco da água do cozimento da massa. Dessa forma, o macarrão absorve mais o tempero do molho. Acompanhe com parmesão ou *grana padano* ralado e folhas de manjericão.

Molho *BÉCHAMEL* e *MORNAY*

Ingredientes
2 colheres das de sopa de farinha de trigo
2 colheres das de sopa de manteiga
2 xícaras de leite
½ xícara de creme de leite fresco
2 colheres das de sopa de parmesão ralado
2 colheres das de sopa de *gruyère* ralado
2 gemas
Sal a gosto

Especiarias
Pimenta-do-reino a gosto
½ colher das de chá de noz-moscada

Modo de preparo

Em uma panela, derreta a manteiga e acrescente a farinha mexendo bem para incorporá-la. Essa mistura de farinha e manteiga é chamada de *roux*, que pode ser mais claro ou mais escuro, dependendo da finalidade. Quanto menos tempo de cocção, mais claro e delicado será o sabor do *roux*. Se deixá-lo cozinhar por mais tempo, seu sabor se intensifica e se torna mais escuro.

Para o molho *béchamel* usa-se o *roux* claro, deixando a mistura de farinha e manteiga cozinhar por cerca de dois minutos, apenas.

Com o *roux* ainda fervendo acrescente um pouco de leite e mexa bem para homogeneizar. Vá acrescentando o leite sempre aos poucos para que não empelotar. Para evitar isso, também é interessante usar o *roux* e o leite sempre em temperaturas opostas.

Assim que tiver agregado todo o leite, cozinhe por mais 15 minutos em fogo médio/baixo e tempero com sal, pimenta-do-reino e noz-moscada. O *béchamel* está pronto e pode ser conservado na geladeira por até uma semana.

Para fazer o molho *mornay* misture o creme de leite com as gemas em um *bowl* para depois agregar ao *béchamel*, deixando ferver por um minuto. Então, apague o fogo e acrescente os queijos para derreterem. Ajuste o sal e a pimenta.

Sirva sobre massas, pães, cogumelos ou vegetais para gratinar.

Venha almoçar conosco

Agora, para confirmar que o paladar da nossa culinária é delicioso, venha almoçar conosco. Várias das nossas escolas têm cantina ou lanchonete ou café. Procure nossos endereços no site DeRoseMethod.org. Telefone para confirmar e para fazer a sua reserva.

Cursos

Informe-se também a respeito da agenda de cursos sobre alimentação e sobre outros temas instigantes que os nossos docentes ministram em todo o Brasil, Argentina, Chile, Estados Unidos, Portugal, Espanha, Itália, França, Inglaterra, Escócia, Suíça, Alemanha e Finlândia.

Consultorias

Proporcionamos consultorias sobre Lifestyle, Qualidade de Vida, Alta Performance e outras. Informe-se sobre nossas propostas no site DeRoseMethod.org.

Grupos de estudo e de prática online

Venha participar das nossas atividades culturais e conhecer as nossas técnicas. Além das atividades presenciais, também oferecemos aulas e cursos online em várias línguas.

HISTÓRICO E TRAJETÓRIA DO AUTOR

https://www.facebook.com/professorderose

Vídeo: derose.co/outorgaderose1

Vídeo: derose.co/outorgaderose2

Pobre do homem que é conhecido por todos,
mas não se conhece a si mesmo.
Francis Bacon

RECONHECIMENTO PELA

Assembleia Legislativa, Governo do Estado, Defesa Civil, Câmara **Municipal, Exército Brasileiro, Polícia Militar, Rotary, Associação** Paulista de Imprensa, Câmara Brasileira de Cultura, Ordem dos Par**lamentares do Brasil,** ABFIP **ONU Brasil, OAB etc.**

Comemorando 40 anos de carreira no ano 2000, recebeu em 2001 e 2002 o reconhecimento do título de **Mestre** *(não-acadêmico) e* **Notório Saber** *pela FATEA – Faculdades Integradas Teresa d'Ávila (SP), pela Universidade Lusófona, de Lisboa (Portugal), pela Universidade do Porto (Portugal), pela Universidade de Cruz Alta (RS), pela Universidade Estácio de Sá (MG), pelas Faculdades Integradas Coração de Jesus (SP), pela Câmara Municipal de Curitiba (PR).*

Em 2001, recebeu da Sociedade Brasileira de Educação e Integração a Comenda da Ordem do Mérito de Educação e Integração.

Em 2003, recebeu outro título de Comendador, agora pela Academia Brasileira de Arte, Cultura e História.

Em 2004, recebeu o grau de Cavaleiro, pela Ordem dos Nobres Cavaleiros de São Paulo, reconhecida pelo Comando do Regimento de Cavalaria Nove de Julho, da Polícia Militar do Estado de São Paulo.

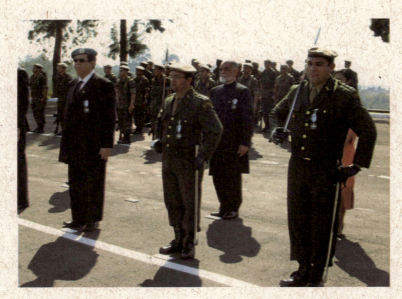

Comendador DeRose recebendo a Medalha da Paz, da ABFIP ONU Brasil, em 2006.

Em 2006, recebeu a Medalha Tiradentes pela Assembléia Legislativa do Estado do Rio de Janeiro e a Medalha da Paz, pela ABFIP ONU Brasil. No mesmo ano, recebeu o reconhecimento do título pela Câmara Brasileira de Cultura, pela Universidade Livre da Potencialidade Humana e o Diploma do Mérito Histórico e Cultural no grau de Grande Oficial. Foi nomeado Conselheiro da Ordem dos Parlamentares do Brasil.

Em 2008, recebeu a Láurea D. João VI em comemoração pelos 200 anos da Abertura dos Portos. No seu aniversário, dia 18 de fevereiro, recebeu da Câmara Municipal o título de Cidadão Paulistano. Em março, foi agraciado pelo Governador do Estado de São Paulo com o Diploma Omnium Horarum Homo, da Defesa Civil. Neste ano, recebeu também a Cruz da Paz dos Veteranos da Segunda Guerra Mundial, a Medalha do Mérito da Força Expedicionária Brasileira, a Medalha MMDC pelo Comando da Polícia Militar do Estado de São Paulo, a Medalha do Bicentenário dos Dragões da Independência do Exército Brasileiro e a Medalha da Justiça Militar da União.

Em novembro de 2008, foi nomeado Grão-Mestre Honorário da Ordem do Mérito das Índias Orientais, de Portugal.

Em virtude das suas atuações nas causas sociais e humanitárias, no dia 2 de dezembro daquele mesmo ano, recebeu uma medalha da Associação Paulista de Imprensa. No dia 4 de dezembro, foi agraciado com a medalha Sentinelas da Paz, pela A. Boinas Azuis da ONU de Joinville, Santa Catarina. No dia 5 de dezembro, recebeu, na Câmara Municipal de São Paulo a Cruz do Reconhecimento Social e Cultural. No dia 9 de dezembro, recebeu no Palácio do Governo a medalha da Casa Militar, pela Defesa Civil, em virtude da participação nas várias Campanhas do Agasalho do Estado de São Paulo e na mobilização para auxiliar os desabrigados da tragédia de Santa Catarina. No dia 22 de dezembro, recebeu mais um diploma de reconhecimento da Defesa Civil no Palácio do Governo.

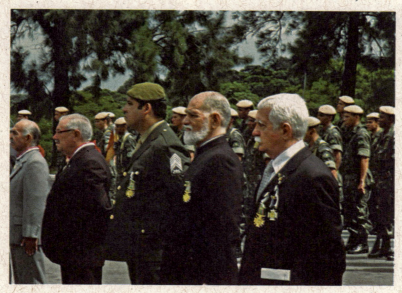

Comendador DeRose recebendo a Medalha Marechal Falconière, em 2007.
Na foto também estão sendo agraciados o Coronel Ventura, Presidente da Sociedade Veteranos de 32; o Coronel Mendes, do Grande Oriente do Brasil; e o Prior *Knight Grand Cross of Justice* Dr. Benedicto Cortez, da *The Military and Hospitaller Order of Saint Lazarus of Jerusalem*.

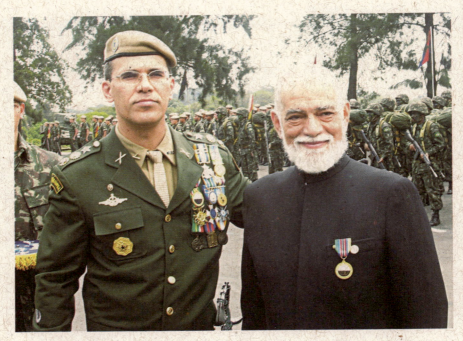

Comendador DeRose recebendo a Medalha Internacional dos Veteranos das Nações Unidas e dos Estados Americanos, em 2007, das mãos do Coronel Lemos.

Em janeiro de 2009, recebeu o diploma de Amigo da Base de Administração e Apoio do Ibirapuera, do Exército Brasileiro.

Em 2010, recebeu o título de Professor Doutor Honoris Causa pelo Complexo de Ensino Superior de Santa Catarina.

DeRose é apoiado por um expressivo número de instituições culturais, acadêmicas, humanitárias, militares e governamentais que reconhecem o valor da sua obra e o tornaram o Mestre de filosofia hindu mais condecorado no mundo com medalhas, títulos e comendas. Contudo, ele sempre declara:

"As honrarias com que sou agraciado de tempos em tempos tratam-se de manifestações do respeito que a sociedade presta a esta filosofia e ao trabalho de todos os profissionais desta área. Assim, sendo, quero dividir com você o mérito deste reconhecimento."

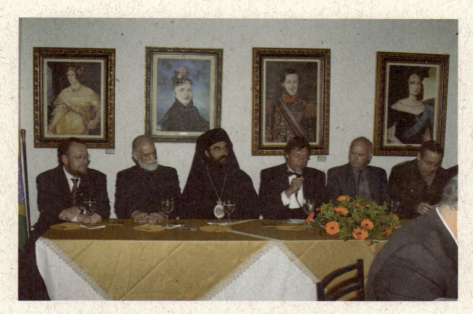

Comendador DeRose no Museu da Marinha do Brasil, recebendo a Láurea D. João VI em comemoração pelos 200 anos da Abertura dos Portos, em 2008.

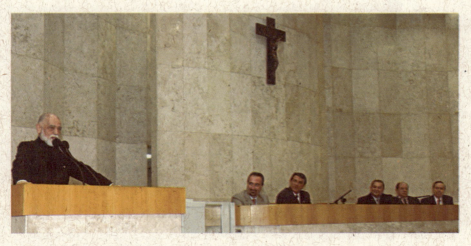

Na Câmara Municipal de São Paulo, o Comendador DeRose recebeu o título de Cidadão Paulistano, no dia 18 de fevereiro de 2008.

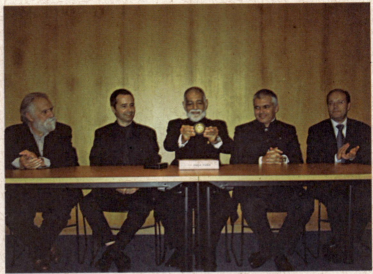

O Comendador recebendo em 2005 a medalha comemorativa pelos 25 anos de DeRose em Portugal. Da esquerda para a direita, o escultor Zulmiro de Carvalho, os professores Luís Lopes, DeRose, António Pereira e o Vereador da Câmara Municipal de Gondomar, Fernando Paulo.

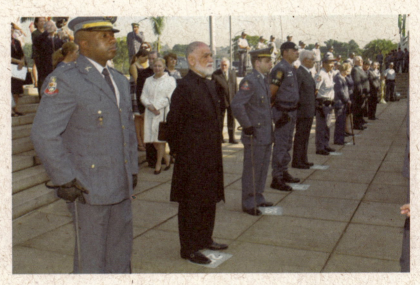

Comendador DeRose na solenidade de recebimento da Medalha MMDC, dos Veteranos de 32, em 2008.

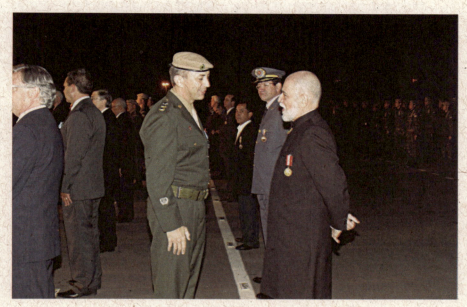

Comendador DeRose recebendo a
Medalha do Bicentenário dos Dragões da Independência, em 2008.

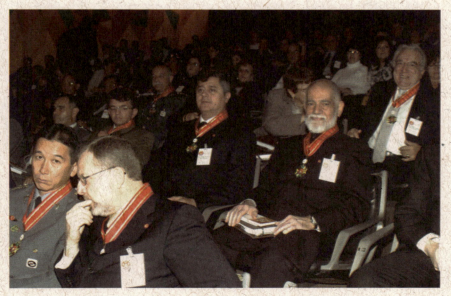

Comendador DeRose recebendo a Medalha da Justiça Militar da União, em 2008.

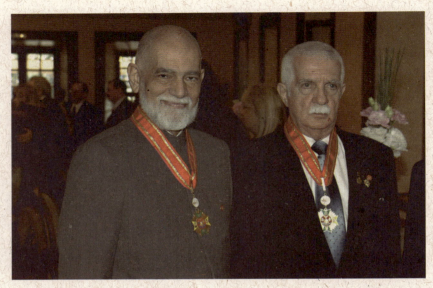

Comendador DeRose com o Prior *Knight Grand Cross of Justice* Desembargador Dr. Benedicto Cortez, da *The Military and Hospitaller Order of Saint Lazarus of Jerusalem*, ambos com a Medalha da Justiça Militar da União.

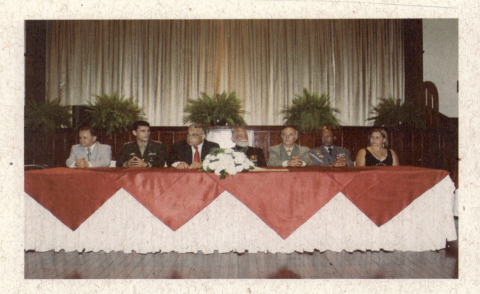

Comendador DeRose presidindo a Mesa de Honra no evento de congraçamento e premiação aos melhores profissionais do ano de 2008.

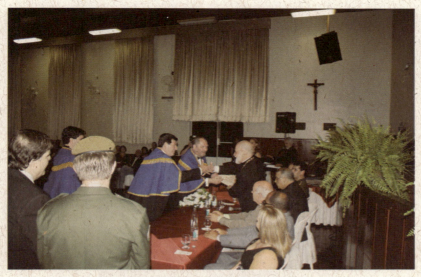
Comendador DeRose recebendo o Diploma de Conselheiro da Academia Brasileira de Arte, Cultura e História

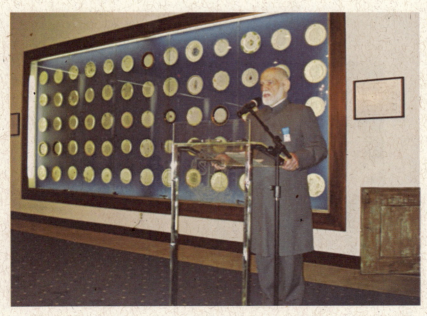
Comendador DeRose discursando no Palácio do Governo, em 2009, após receber a Medalha da Casa Militar, do Gabinete do Governador do Estado de São Paulo.

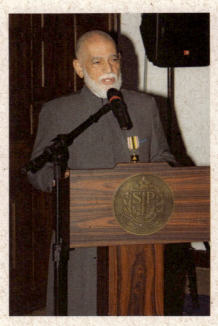

Comendador DeRose discursando novamente no Palácio do Governo, em 2010, após receber a Medalha da Defesa Civil.

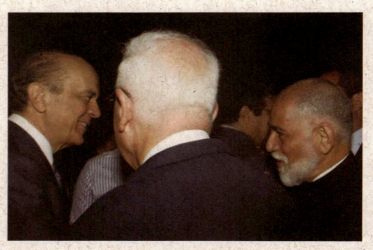

O Governador Serra, do Estado de São Paulo, cumprimentando o Comendador DeRose após agraciá-lo com o Diploma **Omnium Horarum Homo** pelo "seu comprometimento com a causa humanitária".

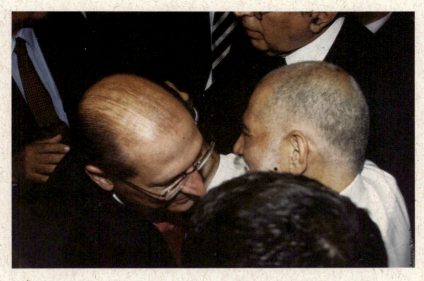

Comendador DeRose com o Governador do Estado de São Paulo, Dr. Geraldo Alckmin.

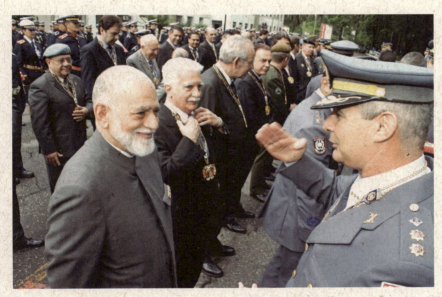

Comendador DeRose recebendo das mãos do Comandante PM Telhada a Medalha da Academia Militar do Barro Branco, em 25 de novembro de 2009. *Atrás, de boina azul,* o Digníssimo Senhor Presidente da AFIP ONU Brasil, Dr. Walter Mello de Vargas. Perfiladas, outras autoridades.

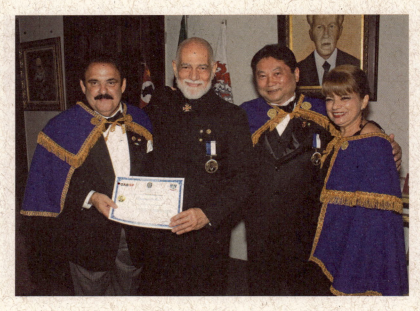

Comendador DeRose recebendo medalha da OAB
(Medalha Prof. Dr. Antonio Chaves da OAB SP)

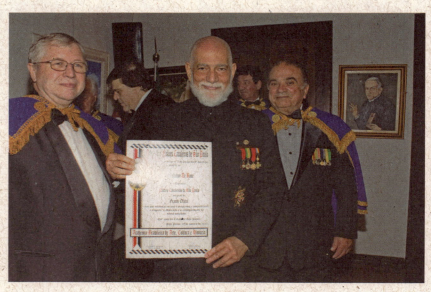

Outorga do grau de Grande Oficial da Ordem dos Nobres Cavaleiros de São Paulo, em 29 de janeiro de 2010.

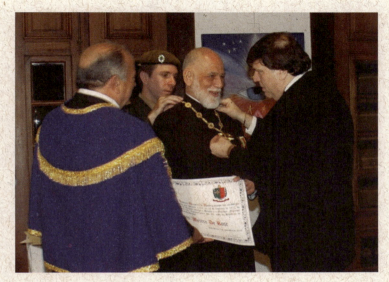

Comendador DeRose recebendo das mãos do Prof. Michel Chelala, o Colar Marechal Deodoro da Fonseca, no Polo Cultural da Casa da Fazenda do Morumbi.

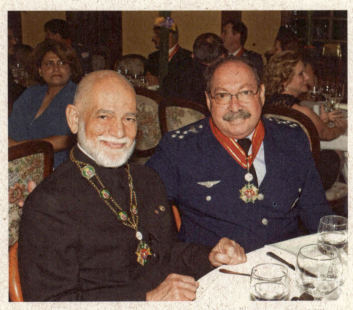

Comendador DeRose laureado com o Colar da Justiça Militar, ao lado do Excelentíssimo Senhor Ten. Brigadeiro-do-Ar Carlos Alberto Pires Rolla, agraciado com a Medalha da Justiça Militar.

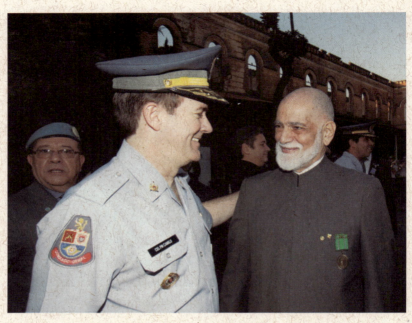

No primeiro plano, o Comandante Geral da Polícia Militar do Estado de São Paulo, Coronel PM Alvaro Batista Camilo, cumprimentando o Comendador DeRose no Batalhão Tobias de Aguiar (ROTA), após a outorga da "Medalha Brigadeiro Sampaio, Patrono da Infantaria". Atrás, à esquerda, o Digníssimo Senhor Presidente da ONU Brasil, Dr. Walter Mello de Vargas, que concedeu a honraria em 16 de junho de 2010.

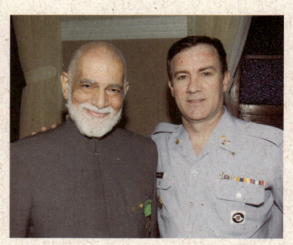

Comandante PM Coronel Camilo, com o Comendador DeRose

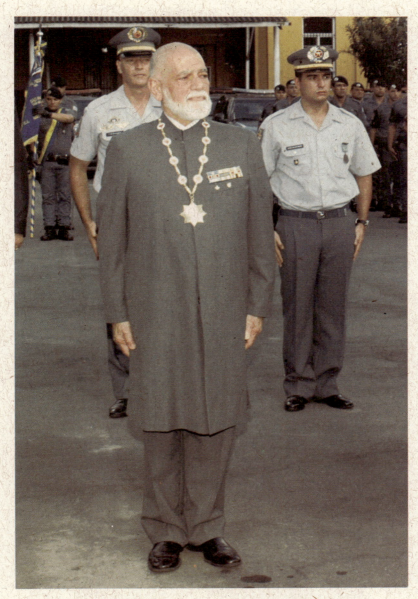

Comendador DeRose sendo agraciado com o Grão-Colar da
Ordem dos Nobres Cavaleiros de São Paulo, no 1º. Batalhão de Polícia de Choque
da Polícia Militar do Estado de São Paulo.

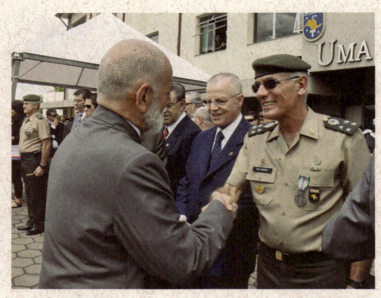

Comendador DeRose recebendo a Medalha do Jubileu de Prata da abfip ONU (alusiva à Peregrinação a Jerusalém pelos expedicionários do Canal de Suez), sendo cumprimentado pelo General Adhemar, Comandante do Comando Militar do Sudeste, ao lado de Sua Alteza Imperial e Real, o Príncipe Dom Bertrand de Orleans e Bragança, no 8o. Batalhão de Polícia do Exército, em dezembro de 2011. No mesmo dia, o General Adhemar também foi agraciado com a mesma medalha, que leva posta em seu peito.

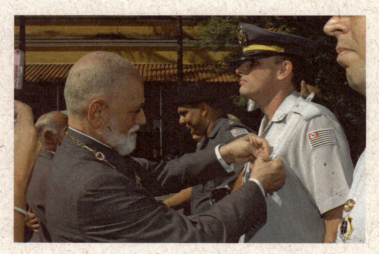

Comendador DeRose condecorando oficiais da Polícia Militar.

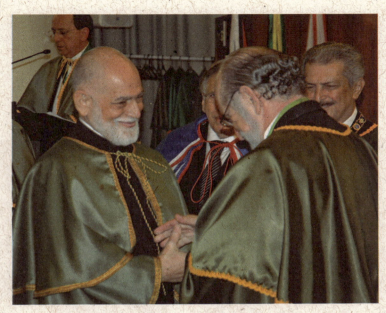

Comendador DeRose recebendo o Grão-Colar da Sociedade Brasileira de Heráldica e Humanística conferido pelo Venerável Grão-Prior Dom Galdino Cocchiaro.

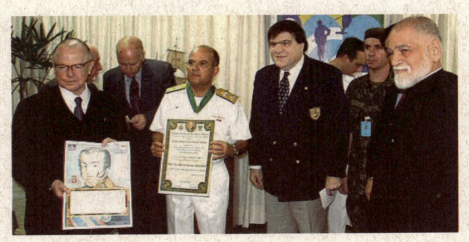

Sua Alteza Imperial e Real, o Príncipe Dom Luiz de Orleans e Bragança, Chefe da Casa Real do Brasil, recebeu homenagem entregue por comandantes do 8º Distrito Naval.

Foto publicada no jornal Mundo Lusíada, de 12 de outubro de 2011;
http://www.mundolusiada.com.br/wordpress/cultura/marinha-brasileira-e-ihgsp-promovem-cerimonia-sobre-200-anos/.

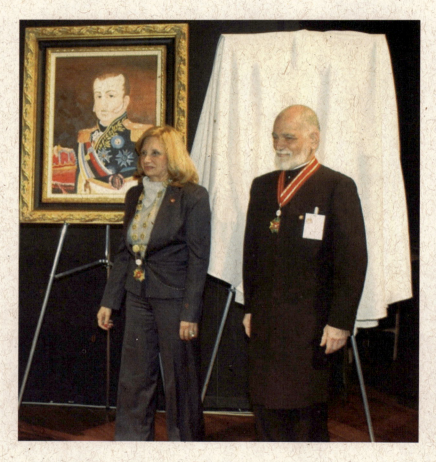

Dra. Telma Angélica Figueiredo (Juíza-Auditora Diretora do Foro da 2a. Circunscrição Judiciária Militar) e Comendador DeRose, após descerrarem juntos o quadro que foi oferecido a Sua Alteza D. Bertrand de Orleans e Bragança.

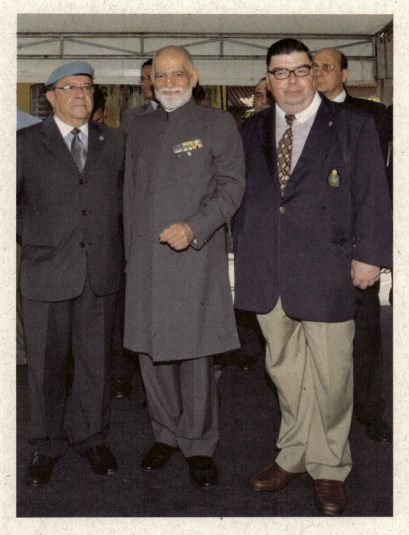

Dr. Walter Mello de Vargas, Presidente da ABFIP ONU – Brasil; Comendador DeRose, Grão-Mestre da Ordem do Mérito das Índias Orientais; e o adesguiano Gustavo Cintra do Prado✝, da Chefia da Casa Imperial do Brasil.

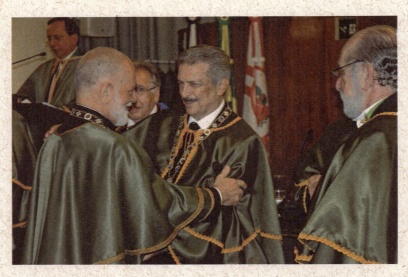

Comendador DeRose recebendo, na Câmara Municipal de São Paulo, o Grão-Colar da Sociedade Brasileira de Heráldica e Humanística, das mãos do Senador Tuma e sob a tutela do Venerável Grão-Prior Dom Galdino Cocchiaro, à direita.

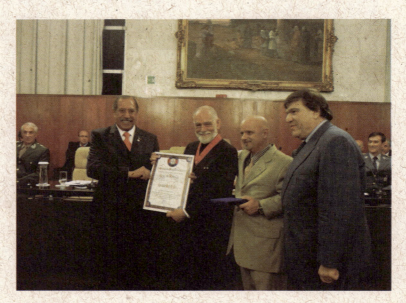

Exmo. Sr. General Vilela, Comandante Militar do Sudeste: Dr. J.B. Oliveira, da OAB; Comendador DeRose, recebendo a Cruz do Anhembi; Vereador Quito Formiga; Prof. Michel Chelala, do Polo Cultural Casa da Fazenda; Exmo. Sr. Coronel PM Alvaro Batista Camilo, Comandante Geral da Polícia Militar do Estado de São Paulo.

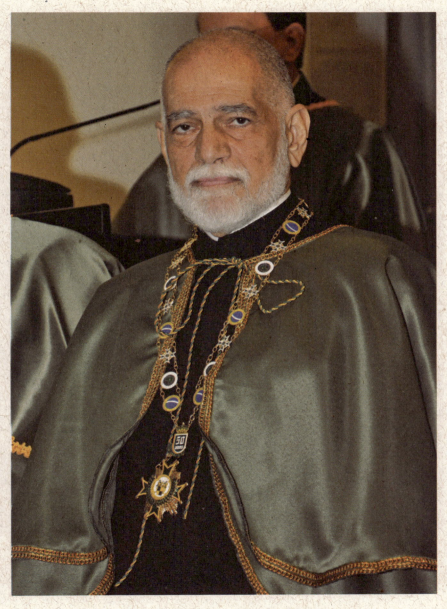

Comendador DeRose com o Grão-Colar de 50 anos da Sociedade Brasileira de Heráldica e Humanística

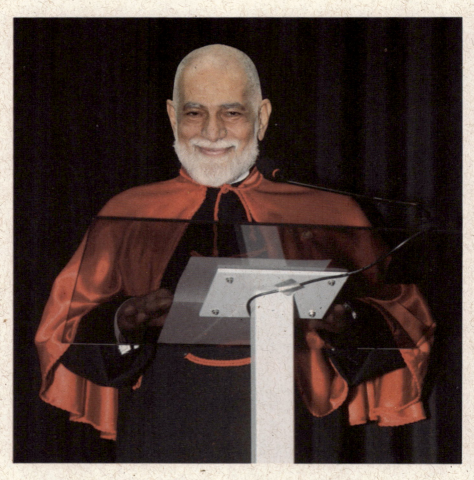

Comendador DeRose ministrando a Aula Magna,
após receber o título de Professor Doutor *Honoris Causa*,
em 2010, no Complexo de Ensino Superior de Santa Catarina.

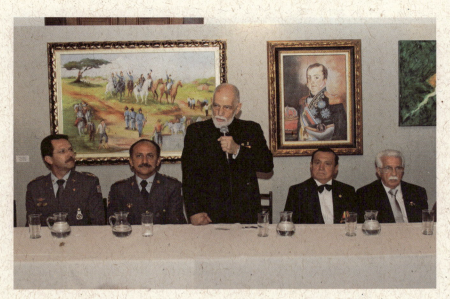

Comendador DeRose presidindo a Mesa de Honra durante solenidade de outorga de comendas do Instituto Histórico e Geográfico de São Paulo, na ABACH.

À esquerda do Presidente da Mesa, o Coronel PM Antonio Ferraz dos Santos. À direita o Dr. Albery Mariano, Presidente da Academia de Letras e Artes de Caldas Novas; e o Desembargador Dr. Bênedicto Cortez, *Prior Knight Grand Cross of Justice* da *The Military and Hospitaller Order of Saint Lazarus of Jerusalem*.

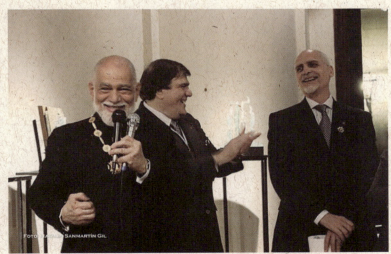

Comendador DeRose recebendo a Medalha Simon Bolívar, no Museo Metropolitano, em Buenos Aires.

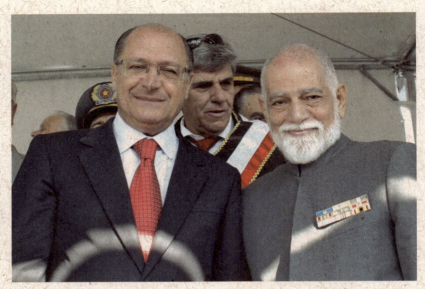

Dr. Geraldo Alckmin, Governador do Estado de São Paulo, com o Comendador DeRose, no Desfile Militar de 9 de Julho, comemorativo à Revolução Constitucionalista de 1932.

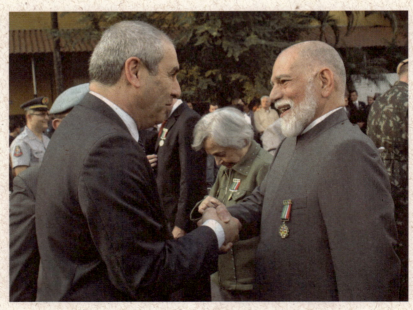

Dr. Marcos Carneiro Lima, Delegado Geral de Polícia, condecorando o Comendador DeRose.

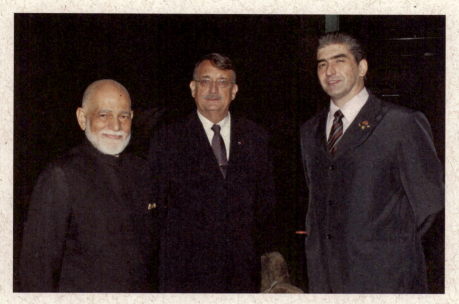

Comendador DeRose, Grão-Mestre da Ordem do Mérito das Índias Orientais; Prof. Adilson Cezar, Presidente do Conselho Estadual de Honrarias ao Mérito; e Dr. Alfredo Duarte dos Santos, do Departamento de Inteligência da Polícia Civil.

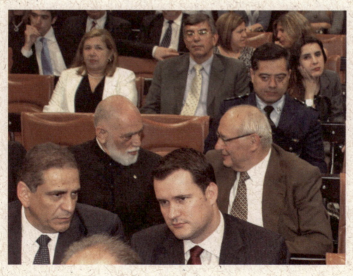

Comendador DeRose conversando com o Dr. Ives Gandra, prestigiado jurista brasileiro.

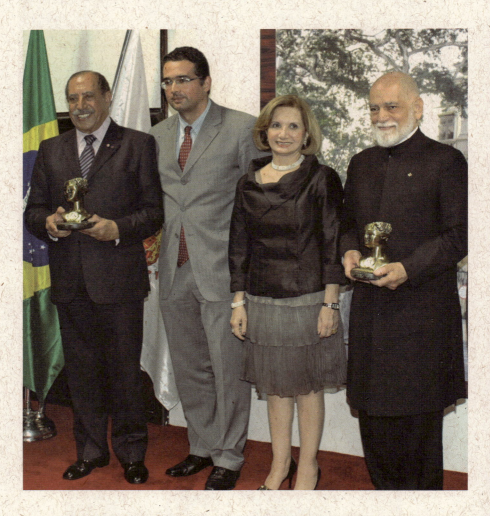

Comendador DeRose recebendo o Busto da Justiça Militar, ao lado da Dra. Telma Angélica Figueiredo (Juíza-Auditora Diretora do Foro da 2a. Circunscrição Judiciária Militar). Também foi agraciado o Dr. J.B. Oliveira, da OAB, à esquerda da foto.

A DIVULGAÇÃO DESTAS HOMENAGENS E CONDECORAÇÕES NÃO TEM JUSTIFICATIVA NA VAIDADE PESSOAL.

É muito bom que ocorram essas solenidades de outorga, pois a opinião pública, nossos instrutores, nossos alunos e seus familiares percebem que há instituições fortes e com muita credibilidade que nos apoiam e reconhecem o valor do trabalho que realizamos pela juventude, pela nação e pela humanidade.

Particularmente, não faço questão de título algum. Meu nome já representa uma carga de autoridade que se basta por si mesma. E sinto que é muito mais carinhoso me tratarem simplesmente por 'DeRose', sem o nome ser precedido por nenhum pronome de tratamento. No entanto, para muita gente, os títulos são necessários para que respeitem a nossa profissão e o nosso ofício.

O Traje Formal Hindu

O nome internacional do traje formal hindu é **Nehru suit**, em referência ao Primeiro-Ministro da Índia, Nehru, que o tornou conhecido por comparecer a reuniões com chefes de estado e a solenidades com a sua indumentária tradicional. Outro nome da "hindumentária" é *bandhgalá*.

Na verdade, vestimentas tradicionais são aceitas em muitos lugares do mundo para substituir o *smoking* (*tuxedo*), como, por exemplo, o traje típico do Rio Grande do Sul. Em recepções que exijam *black-tie*, se o gaúcho comparecer pilchado, isto é, de calça bombacha, botas, guaiaca e demais paramentos, essa vestimenta é aceita como de gala.

Algumas Comendas, medalhas e condecorações com que o Comendador DeRose foi agraciado por instituições culturais, humanitárias, militares e governamentais, que o tornam o professor mais laureado da História do Brasil

"Aceito essas homenagens porque elas não são para engrandecer o ego de uma pessoa, mas servem como reconhecimento à nossa filosofia pela sociedade e pelas instituições. É a nossa filosofia que está sendo condecorada." DeRose

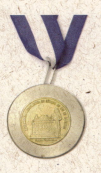 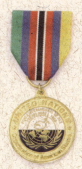 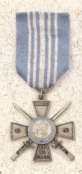 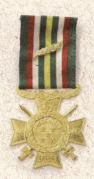

1. Medalha Tiradentes, da Assembleia Legislativa do Rio de Janeiro.
2. Medalha Internacional dos Veteranos das Nações Unidas e dos Estados Americanos.
3. Medalha da Paz, pela ABFIP ONU Brasil.
4. Medalha Marechal Falconière.

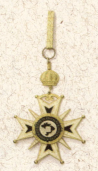 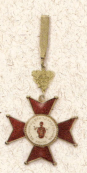 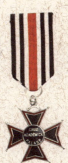 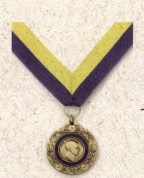

5. Comenda da Sociedade Brasileira de Educação e Integração.
6. Comenda do Mérito Profissional, da Academia Brasileira de Arte, Cultura e História.
7. Cruz Acadêmica, da Federação das Academias de Letras e Artes do Estado de São Paulo.
8. Medalha Paul Harris, da Fundação Rotária Internacional.

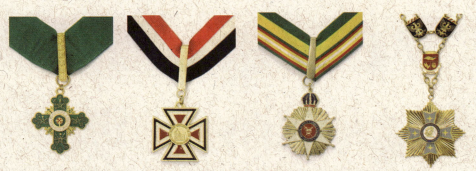

9. Cruz do Mérito Filosófico e Cultural, da Sociedade Brasileira de Filosofia, Literatura e Ensino.
10. Cruz de Cavaleiro, da Ordem dos Nobres Cavaleiros de São Paulo.
11. Medalha do Mérito Histórico e Cultural, da Academia Brasileira de Arte, Cultura e História.
12. Cruz do Reconhecimento Social e Cultural, da Câmara Brasileira de Cultura.

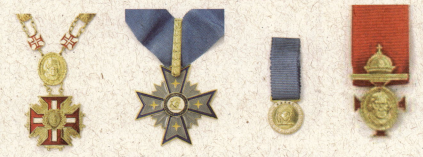

13. Colar José Bonifácio, da Sociedade Brasileira de Heráldica e Medalhística.
14. Comenda da Câmara Brasileira de Cultura.
15. Medalha de Reconhecimento, da Câmara Brasileira de Cultura.
16. Medalha do 2º. Centenário do Nascimento de José Bonifácio de Andrade.

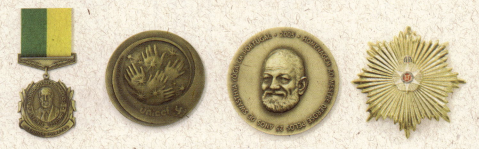

17. Medalha Ulysses Guimarães, da Ordem dos Parlamentares do Brasil.
18. Medalha da UNICEF da União Européia.
19. Medalha Comemorativa dos 25 Anos do Mestre DeRose em Portugal.
20. Esplendor do Mérito Histórico e Cultural.

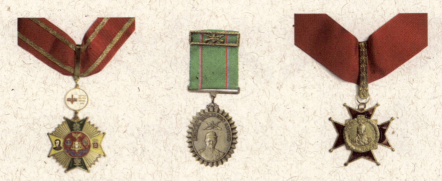

21. Medalha Comemorativa dos 200 Anos da Justiça Militar da União.
22. Medalha Brigadeiro Sampaio, Patrono da Infantaria.
23. Láurea D. João VI em comemoração pelos 200 anos da Abertura dos Portos.

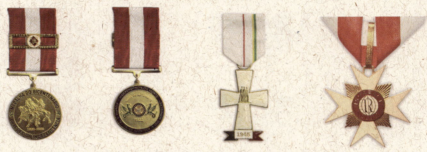

24. Medalha do Bicentenário dos Dragões da Independência, do Exército.
25. Medalha do Bicentenário dos Dragões da Independência, do Exército.
26. Cruz da Paz dos Veteranos da Segunda Guerra Mundial.
27. Medalha do Rotaract

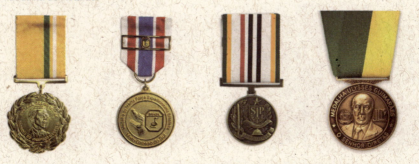

28. Medalha Olavo Bilac, da Academia de Estudos de Assuntos Históricos (MS).
29. Medalha do Mérito da Força Expedicionária Brasileira.
30. Medalha MMDC, comemorativa da Revolução Constitucionalista de 1932.
31. Medalha Ulysses Guimarães, da Ordem dos Parlamentares do Brasil (segunda).

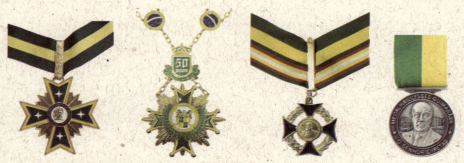

32. Cruz do Reconhecimento Social e Cultural.
33. Grão-Colar da Sociedade Brasileira de Heráldica e Humanística.
34. Colar Marechal Deodoro da Fonseca, no Polo Cultural da Casa da Fazenda do Morumbi.
35. Medalha Ulysses Guimarães, da Ordem dos Parlamentares do Brasil (terceira - prata).

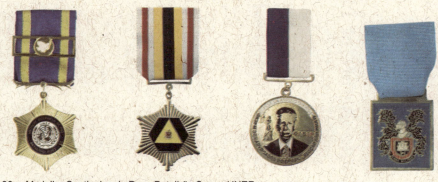

36. Medalha Sentinelas da Paz - Batalhão Suez - UNEF.
37. Medalha da Defesa Civil do Estado de São Paulo.
38. Medalha Prof. Dr. Antonio Chaves da OAB SP.
39. Medalha da Casa Militar, do Gabinete do Governador do Estado de São Paulo.

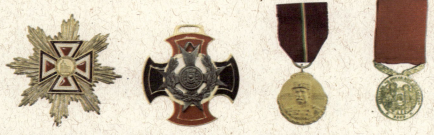

40. Resplendor do grau de Grande Oficial da Ordem dos Nobres Cavaleiros de São Paulo.
41. Cruz do Anhembi, da Sociedade Amigos da Cidade.
42. Medalha Marechal Trompowsky, Patrono do Magistério do Exército.
43. Medalha Solar dos Andradas, da Soc. Amigos do CPOR - Centro de Preparação de Oficiais da Reserva.

Não constam aqui as condecorações posteriores.

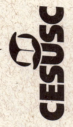

Complexo de Ensino Superior de Santa Catarina

Credenciada pela Portaria MEC n.109, de 10 de fevereiro de 2000 (DOU: 11.02.200)

Diploma

A Faculdade de Ciências Sociais de Florianópolis, mantida pelo Complexo de Ensino Superior de Santa Catarina - CESUSC, tem a honra de conferir o título de Professor Doutor Honoris Causa a

DeRose, L.S.A.

e outorga-lhe o presente diploma como homenagem e reconhecimento pela sua eminente trajetória acadêmica e importantíssima contribuição para a sociedade

Florianópolis, 10 de setembro de 2010

Prof. Dr. Edmundo Lima de Arruda Junior
Presidente Honorífico CESUSC

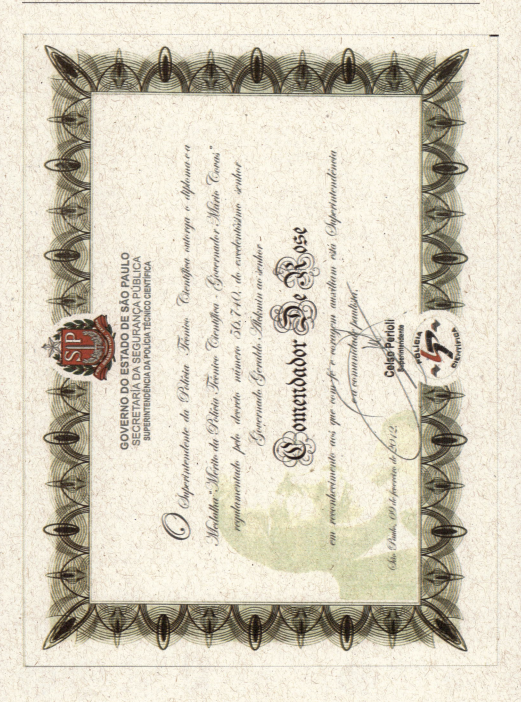

UM ABISMO ENTRE VAIDADE E CONTINGÊNCIA

Estou ciente de que muita gente no nosso meio precisa se pavonear por uma questão de vaidade pessoal. Gostaria que o prezado amigo compreendesse qual é a minha posição perante títulos e condecorações.

Durante cinquenta anos, trabalhei com Yôga. Foram cinquenta anos pugnando pelo reconhecimento e respeito à nossa profissão. Luta inglória, uma vez que do outro lado está a mídia internacional divulgando sistematicamente uma imagem distorcida e fantasiosa sobre o tema.

Desde 1978 tentei a regulamentação da nossa profissão. A de peão de boiadeiro foi regulamentada, mas a nossa foi rejeitada. Desde 1970, vários colegas tentaram fundar uma faculdade de Yôga. Nenhum deles conseguiu que o MEC aprovasse seus projetos. Nesse meio tempo, foram aprovadas faculdades de cabeleireiro e de mais uma porção de profissões humildes. Conclusão: por não ser levada a sério pela Imprensa, nossa profissão, apesar de ser uma filosofia e exigir muito estudo, é situada preconceituosamente abaixo da de cabeleireiro e da de peão de boiadeiro, embora estes sejam respeitáveis ofícios.

Temos profissionais extremamente cultos, sérios e que ocupam posições destacadas na sociedade. Não obstante, se eu for apresentado como Mestre de Yôga, o que se passa imediatamente pela sua cabeça é que eu trabalhe com relaxamento, com algo zen, algo místico ou com terapia. Ou, quem sabe, com alguma amenidade supostamente boa para celulite. Na sequência, alguém me pergunta se eu fico de cabeça para baixo ou qual é o meu nome verdadeiro. Disparates aviltantes!

Por isso, meu amigo, por uma contingência da profissão, no nosso caso é determinante que contemos com o beneplácito da sociedade na forma de títulos e condecorações. Elas não são incorporadas como artifício para insuflação do ego desta *persona,* e sim para implementar reconhecimento à nossa nobre profissão por parte dos poderes constituídos: Governo do Estado, Assembleia Legislativa, Forças Armadas, PM, ONU, OAB, API, entidades culturais, filantrópicas, heráldicas e nobiliárquicas.

Dessa forma, esperamos que os pais dos nossos alunos concedam a eles mais apoio e compreensão quando seus filhos lhes comuniquem que desejam formar-se conosco e seguir a nossa carreira. Uma carreira que tem mantido dezenas de milhares de jovens longe das drogas, do álcool e do fumo. Se para nada mais servisse a nossa filosofia, somente por isto já seria justificável o respaldo da sociedade brasileira e da Imprensa, bem como o apoio dos pais.

DeRose (ABFIP ONU, ADESG)

Professor Doutor *Honoris Causa* pelo Complexo de Ensino Superior de Santa Catarina
Membro do CONSEG – Conselho de Segurança e das seguintes entidades:

ALL OVER THE WORLD

Dispomos de centenas de Instrutores Credenciados em todo o Brasil, Argentina, Chile, Portugal, Espanha, França, Itália, Inglaterra, Escócia, Finlândia e Estados Unidos. Desejando a direção da Unidade mais próxima, visite o nosso *site* www.DeRoseMethod.org ou entre em contato com a Sede Central, tel.: (11) 3064-3949 e (11) 3082-4514.

FACILIDADE AOS NOSSOS ALUNOS: Se você estiver inscrito em qualquer uma das Unidades Credenciadas, terá o direito de frequentar gratuitamente várias outras Credenciadas quando em viagem, desde que comprove estar em dia com a sua Unidade de origem e apresente o nosso passaporte acompanhado dos documentos solicitados (conveniência esta sujeita à disponibilidade de vaga).

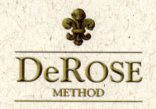

SÃO PAULO – AL. JAÚ, 2000 – TEL. (11) 3081-9821 E 3088-9491.
RIO DE JANEIRO – AV. COPACABANA, 583 / 306 – TEL. (21) 2255-4243.
Os demais endereços atualizados você encontra no nosso *website*:

www.DeRoseMethod.org
https://www.facebook.com/professorderose

Entre no nosso site e assista gratuitamente mais de 80 aulas do Sistematizador DeRose sobre: sânscrito, alimentação inteligente, corpos do homem e planos do universo, o tronco Pré-Clássico, a relação Mestre/discípulo na tradição oriental, hinduismo e escrituras hindus, e outras dezenas de assuntos interessantes.

Faça download gratuito de vários livros do escritor DeRose, bem como CDs com aulas práticas, meditação, mensagens etc., além de acessar os endereços de centenas de instrutores de diversas linhas.

E, se gostar, recomende nosso *site* aos seus amigos!

Quando é Preciso Ser Forte
A autobiografia do escritor DeRose

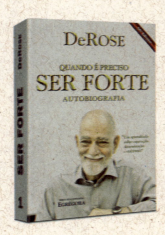

Em suas mais de 600 páginas, este livro instrui e distrai com um refinado senso de humor, descrevendo de maneira impecável as boas e más experiências de vida de DeRose no colégio interno, no exército, nas sociedades secretas, na família, nas relações afetivas, relatando viagens, descobertas e percepções proporcionadas por mais de duas décadas de contato com monges nos Himálayas. No texto de *Quando é Preciso Ser Forte* encontramos passagens que nos fazem dar boas risadas e outras que nos arrancam lágrimas sentidas.

A obra aborda história, filosofia, romance, drama, ocultismo, orientalismo, empreendedorismo, cultura e poesia. O autor flui com facilidade e harmonia de um tema para o outro, deixando o conteúdo bem equilibrado e prendendo a atenção do início ao fim da leitura. Alguns leitores não conseguem parar de ler enquanto não chegam ao final.

A utilização de um precioso amálgama entre a linguagem coloquial e a norma culta, entre o vocabulário existente e algumas alquimias bem sucedidas com neologismos aplicados na hora certa, os inteligentes jogos de palavras temperados com alguma irreverência, tudo isso constitui uma maneira nova e inusitada de escrever que torna a leitura muito agradável. Trata-se de um estilo literário diferente, em que o leitor é colocado dentro do livro, ao lado do autor, enquanto este toma-o pelo braço e vai contando sua história.

Você pode adquiri-lo nas melhores livrarias ou pelos telefones:
(11) 3081-9821, 3088-9491 ou 9312-6714.

www.MetodoDeRose.org

MATERIAL DIDÁTICO DISPONÍVEL NAS ESCOLAS E ASSOCIAÇÕES FILIADAS AO DeRose Method

DOWNLOAD GRATUITO

Você pode estudar em vários destes livros sem ter que comprá-los. Basta entrar no site www.DeRoseMethod.org e fazer *free download* de vários dos títulos abaixo, inclusive alguns noutras línguas. Nosso escopo ao escrever livros e ao manter um *website* é permitir a todos o acesso a esta cultura sem custo algum.

Pedidos destes livros podem ser feitos para o Selo Editorial Egrégora
Alameda Jaú, 2000 – CEP 01420-002, São Paulo, SP – Brasil
egregorabooks.com

Ou falando diretamente com a Profa. Emanuelle Bonfim: secretaria@metododerose.org
ou telefone para (+55 11) 3081-9821 ou 99976-0516.

TRATADO DE YÔGA

Um clássico. É considerada uma obra canônica, a mais completa do mundo em toda a História do Yôga, com 940 páginas e mais de 2000 fotografias.

- 32 mantras em sânscrito;
- 108 mudrás do hinduísmo (gestos reflexológicos) com suas ilustrações;
- 27 kriyás clássicos (atividades de purificação das mucosas);
- 54 exercícios de concentração e meditação;
- 58 pránáyámas tradicionais (exercícios respiratórios);
- 2100 ásanas (técnicas corporais) com as suas fotos.

Apresenta capítulos sobre karma, chakras, kundaliní e samádhi (o autoconhecimento). Oferece ainda um capítulo sobre alimentação e outro de orientação para o dia-a-dia do praticante de Yôga (como despertar, o banho, o desjejum, a meditação matinal, o trabalho diário etc.). É o único livro que possui uma nota no final dos principais capítulos com orientações especialmente dirigidas aos instrutores de Yôga. Indica uma bibliografia confiável, mostra como identificar os bons livros e ensina a estudá-los.

Confirme nesta amostra de 100 páginas: derose.co/pequenoextrato-tratado

MEDITAÇÃO

Para ensinar meditação, é imprescindível que o ministrante tenha experiência prática e anos de adestramento, para que saiba solucionar as dificuldades dos alunos. Prof. DeRose comemora mais de 50 anos ensinando meditação nas universidades federais, estaduais e católicas de quase todos os estados do Brasil, em cursos de extensão universitária, e também em instituições de ensino superior da Europa.

Quanto à experiência pessoal, o Preceptor DeRose já vivenciou estados que se encontram um patamar acima da meditação, algumas vezes na própria Índia, para onde viajou durante 24 anos.

KARMA E DHARMA

Não acha que já está na hora de você tomar as rédeas da sua própria vida? Mudar de destino é muito fácil, se você conhecer as leis que regem o universo. O autor mudou seu destino, pela primeira vez, aos 14 anos de idade. Descobriu como era simples e, pela vida afora, exercitou a arte de alterar os desígnios da sua existência, e ensinou, aos seus alunos, como conquistar o sucesso profissional, a felicidade, a saúde, a harmonia familiar e boas relações afetivas. A vida do autor é o melhor exemplo da eficácia dos seus ensinamentos.

ANJOS PELUDOS - MÉTODO DE EDUCAÇÃO DE CÃES

Muitos humanos tratam seus cães como pessoas da família. Está certo ou errado? Outros tratam cachorro como bicho, mas sob aquela óptica de que animal tem que viver lá fora e não pode entrar em casa. Se fizer frio ou chover, o bicho que se vire, encolhido, tremendo, lá na sua casinha de cachorro alagada e sem proteção contra o vento e as intempéries. Entre os dois extremos talvez esteja você. Certamente, se este livro despertou o seu interesse a ponto de ler este texto, você está mais para o primeiro caso do que para o segundo. Então, é com você mesmo que eu quero compartilhar o que assimilei nos livros, nos diálogos com adestradores, mas, principalmente, o que eu aprendi com a própria Jaya, minha filhota tão meiga.

MÉTODO DE BOAS MANEIRAS

A maior parte das normas de conduta surgiram de razões práticas. Se você conseguir descobrir o veio da consideração humana, terá descoberto também a origem de todas as fórmulas da etiqueta. Tudo se resume a uma questão de educação.

Boas maneiras constituem a forma de agir em companhia de outras pessoas, de modo a não invadir o seu espaço, não constrangê-las e fazer com que todos se sintam bem e à vontade na sua companhia. Por isso, boas maneiras são uma questão de bom-senso.

O melhor deste livro é que sua leitura divertirá e ilustrará bastante. Então, aproveitemos!

MÉTODO DE BOA ALIMENTAÇÃO

O que seria uma "Boa Alimentação"? Sob a ótica de um nutrólogo ou nutricionista, é a que nutre bem. Sob o prisma de um terapeuta, boa alimentação é a que traz saúde, vitalidade, longevidade. No de quem quer emagrecer, é a que não engorda. De acordo com os ambientalistas, boa alimentação é aquela que agride menos o meio ambiente e preserva os animais. Na opinião de um *chef-de-cuisine*, boa alimentação é aquela elaborada com produtos de excelente procedência, preparados com arte e que resultem em um sabor refinado, bem como uma apresentação sofisticada no prato.

No nosso caso, consideramos como boa, uma alimentação que inclua todos esses fatores. Mas, ao mesmo tempo, que não seja um sistema difícil, nem estranho, nem estereotipado. Precisamos ter a liberdade de entrar em qualquer restaurante ou lanchonete e comer o que nos der mais prazer. Como conciliar isso com o conceito de Boa Alimentação? Isso é o que este livro vai lhe ensinar, de forma simples e descontraída.

MÉTODO PARA UM BOM RELACIONAMENTO AFETIVO

Finalmente, um livro que diz tudo, sem meias palavras, com seriedade e usando uma linguagem compreensível. Era assim que queríamos ler sobre esse emaranhado emocional que são as relações afetivas. Dos livros que tentam dissertar sobre o tema, a maior parte é maçante. Os outros, populares demais. Estava faltando um livro pequeno, mas profundo; culto, mas escrito em linguagem coloquial; e que não fosse elaborado por um teórico no assunto, mas por alguém com experiência prática, real e incontestável. Bom Relacionamento Afetivo é tudo isso. E mais: é o presente ideal para o namorado ou namorada, marido ou esposa e, até, para os "melhores amigos". Ofertar este livro é abrir a visão da pessoa que você ama para novos valores e colocar a felicidade em suas mãos.

MENSAGENS

Este é um livro que reúne as mensagens mais inspiradas, escritas pelo Prof. DeRose em momentos de enlevo, durante sua trajetória como preceptor desta filosofia iniciática. Aqui, compilamos todas elas, para que os admiradores desta modalidade de ensinamento possam deleitar-se com a força do verbo. É interessante como o coração realmente fala mais alto. Muita gente só compreendeu o ensinamento do Sistematizador DeRose quando leu suas mensagens. Elas têm o poder de catalisar a força interior de quem as lê e desencadear um processo de modificação do caráter, através da potencialização da vontade e do amor.

CHAKRAS E KUNDALINÍ

Para os estudiosos que já leram tudo sobre chakras e kundaliní, esta obra é uma preciosidade, pois acrescenta dados inéditos que se mostram extremamente lógicos e coerentes, mas que não se encontravam em parte alguma, antes desta publicação.

Por outro lado, a linguagem do livro é acessível e torna o assunto muito claro para quem ainda não conhece nada a respeito. Isso, aliás, é uma característica do autor. O escritor DeRose consegue transmitir profundos conhecimentos iniciáticos, com uma naturalidade e clareza que impressionam os eruditos.

De onde DeRose recebeu tantos ensinamentos? E como consegue demolir o mistério que os envolvia, tornando o tema tão simples? Se você tivesse estudado o assunto desde a adolescência, se houvesse se dedicado ao seu magistério durante mais de meio século, se tivesse viajado para os mosteiros dos Himálayas durante 25 anos, é bem provável que também manifestasse a mesma facilidade para lidar com o hermetismo hindu.

CORPOS DO HOMEM E PLANOS DO UNIVERSO

Diversas filosofias abordam este tema, entre elas o Sámkhya, o Vêdánta, a Teosofia, a Rosacruz e muitas outras. Todas procuram esclarecer o leigo a respeito das várias dimensões, nas quais o ser humano consegue se manifestar no atual *status* evolutivo. Para atuar em cada plano do universo, precisamos utilizar um veículo ou "corpo" de substância que tenha o mesmo grau de densidade ou de sutileza da respectiva dimensão. É em um desses corpos sutis que se encontram os chakras e a kundaliní. Neste livro, o escritor DeRose utiliza sua experiência de mais de meio século de ensino para tornar a matéria facilmente compreensível, mesmo ao iniciante mais leigo. Por outro lado, – e isto é uma característica deste autor – apesar de ser compreendido pelos iniciantes, consegue acrescentar muito conhecimento profundo aos estudiosos veteranos e aos eruditos no tema. Este é um dos oito livros menores que foram combinados para formar o *Tratado de Yôga*, do Sistematizador DeRose

EU ME LEMBRO...

Poesia, romance, filosofia. Como o autor muito bem colocou no Prefácio, este livro não tem a pretensão de relatar fatos reais ou percepções de outras existências. Ele preferiu rotular a obra como ficção, a fim de reduzir o atrito com o bom-senso, já que há coisas que não se podem explicar.

No entanto, é uma possibilidade no mínimo curiosa, que o escritor DeRose assim o tenha feito pelo seu proverbial cuidado em não estimular misticismo nos seus leitores, mas que se trate de lembranças de eventos verídicos do período dravídico, guardados no mais profundo do inconsciente coletivo. Disponível em papel e em **audiobook** na voz do autor.

YÔGA SÚTRA

O Yôga Sútra é o livro do Yôga Clássico, cuja característica é a divisão em oito partes: yama, niyama, ásana, pránáyáma, pratyáhára, dháraná, dhyána e samádhi.

Intelectuais de todos os países cultos publicaram comentários sobre o Yôga Sútra. Seminários, debates, cursos e colóquios a respeito dele realizam-se sistematicamente em universidades, sociedades filosóficas e instituições culturais da Índia e do mundo todo.

Nenhum estudioso que deseje conhecer mais profundamente o Yôga, pode progredir nos seus estudos sem passar pela pesquisa histórica e filosófica do Yôga Sútra. Ninguém pode declarar que pratica ou ensina Yôga Clássico, sem adotar este livro como texto básico, no qual devem ser pautadas todas as aulas e conceitos aplicados.

A MEDALHA COM O ÔM

Cunhada em forma antiga, representa de um lado o ÔM em alto relevo, circundado por outras inscrições sânscritas. No reverso, o ashtánga yantra, poderoso símbolo do SwáSthya Yôga. O ÔM é o mais importante mantra do Yôga e atua diretamente no ájñá chakra, a terceira visão, entre as sobrancelhas. Para maiores informações sobre o ÔM, a medalha, o ashtánga yantra e os chakras, consulte o livro *Tratado de Yôga*.

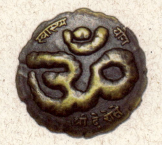

MEDALHÃO DE PAREDE

Lindíssima reprodução da medalha em cartão, com cerca de 30 cm de diâmetro, para ornamentar a parede do quarto, da sala, ou da sua empresa.

Você pode adquirir os livros acima nas melhores livrarias por encomenda, pela Amazon ou pelos telefones:

(11) 3081-9821, 3088-9491 ou 99312-6714.

www.egregorabooks.com

ou na Alameda Jaú, 2000, São Paulo, SP

Vários destes livros foram disponibilizados gratuitamente na Fan Page do escritor DeRose: https://www.facebook.com/professorderose

DeRose foi o primeiro autor a conseguir isso dos seus editores, liberando seus livros, áudios e DVDs sem cobrar nada.

Você gostaria de assistir sem custo algum a mais de uma centena de webclasses? Tudo isso está disponível na Fan Page https://www.facebook.com/professorderose, no YouTube.com/metododerose e no site:

www.DeRoseMethod.org